歩く人はボケない

町医者30年の結論

長尾和宏
Nagao Kazuhiro

PHP新書

はじめに　歩くだけで、認知症は予防できる

私は、現在66歳。前期高齢者です。忘れ物をしたり、人の名前がすぐに出てこなかったり、日々、認知機能の低下を自覚しています。

認知症の手前の段階である認知症予備群をＭＣＩ（Mild Cognitive Impairment：軽度認知障害）と言いますが、「私も、ＭＣＩになりかけているのかな」と不安になるときもあります。

ただ、医師として何千人もの認知症の人、ＭＣＩの人を診《み》てきた経験から、「認知症は予防できる」という確信を持っています。

世の中には「認知症は年のせいだから仕方がない」と思って、半ばあきらめている人がたくさんいます。また、医師の中にも、「認知症になりやすい遺伝子があり、遺伝子にはあらがえない」という見方をする人もいます。

たしかに、認知機能は誰でも加齢に伴って低下していきますが、認知症に至るのを予防することは可能です。認知症にならずに、せめて予備群のままで人生を終えることができるのです。

私は、会合やゴルフなどを通じて、認知症のない元気な超高齢者とも接しています。私より記憶力がいいと思える90歳以上の超高齢者もたくさんいます。そういう人たちとのつきあいを通じて、超高齢になっても元気で認知機能が衰えない人には、共通する習慣があることに気がつきました。それは、みなさんよく歩いているということ。

一方、私が診療してきた認知症の患者さんは、あまり歩行習慣がない人が多かった。40年間臨床医をしてきた経験から、毎日歩行する習慣を持つだけで、認知症をはじめとする生活習慣病の大半は予防できると断言できます。歩行といっても長い距離を速く歩く必要はなく、**スキマ時間にちょこまか歩くだけで充分**です。

私自身も、毎日歩くことを意識して生活しています。読者のみなさんも、スキマ時間に少しずつでも歩いて、ささやかな快楽としていただければ、著者としてうれしいかぎりです。

令和6年12月末

長尾和宏

歩く人はボケない　目次

第1章　ゴルフ場にはなぜ元気な高齢者が多いのか？

第2章　歩かない人ほど、フレイルや病気になる

第3章　認知症になる理由

第4章　歩くことと肥満、美容

第5章　歩くと、自然免疫が高まる

第6章　歩行と脳は、関係している

第7章 歩くだけで、認知症予防になる

第8章　歩くことを楽しむ

第9章　食事がダメだと歩いたことが無駄になる

第1章

ゴルフ場にはなぜ元気な高齢者が多いのか？

ゴルフ場で見た不思議な光景

私は、ゴルフが趣味で時々ゴルフをします。ゴルフ場に行くと、いつも不思議に思う光景があります。クラブハウスで会食をしている人の半分くらいが75歳以上の後期高齢者なのです。内閣府の令和6年版『高齢社会白書』によると、男性の健康寿命は73歳くらい、女性の健康寿命は75歳くらいです（令和元年時点）。75歳以上の人は健康寿命を過ぎているわけですから、要支援、要介護になっていてもおかしくない年齢です。

ところが、ゴルフ場のクラブハウスで見かける高齢者は（自分も高齢者ですが）、みなさんお元気で、笑顔が絶えない様子です。ゴルフができるくらいですから、足腰もしっかりとされています。

私は、令和5年にそれまで経営していたクリニックを定年退職しました。外来と在宅医療の両方をやっているクリニックでしたから、28年間、自宅や介護施設の現場でも数千人の高齢の患者さんを診てきました。**在宅医療の現場で接してきた後期高齢者の患者さんと、ゴルフ場にいる後期高齢者の人たちは、同じ後期高齢者でも、まるで別の国に住んでいる人であるかのように感じます。**

ゴルフ場では、90歳を過ぎた人とご一緒することもあります。20歳以上若い私がスコアで負けてしまうこともありました。一緒に昼食を食べながら話をしていると、私よりもはるかに記憶力が良い人もいて、いろいろな人の名前がポンポンと出てきます。私の場合は、頭の中に顔が浮かんでいるのにその人の名前が出てこないことが時々ありますので、本当にびっくりさせられます。

歩くから元気なのか、元気だから歩くのか

ゴルフ場に来る人の中には、80歳、90歳を過ぎても、現役で仕事をしている人もいますし、引退してボランティアや趣味で忙しくしている人もいます。みなさん体も元気で、頭の中も冴《さ》えているという感じでした。

ゴルフはスコアを数えるゲームですから、認知機能が著《いちじる》しく低下している人はゴルフ場には来ていないはずです。

ゴルフはホールごとにパーの数が決まっています。パー5のホールで、5打で終わればパーですが、6打ならプラス1（ボギー）、7打ならプラス2（ダブルボギー）です。素人のゴルフの場合は、パー5のホールで、9打、10打、11打ということはよくあります。認知機能が衰えている人は、数が増えていくと、だんだん数を覚えていることができなくなって、「あれっ、10打だったかな、11打だったかな？」とわからなくなってきます。

18ホール終わると、すべてのスコアの足し算をします。たとえば、前半9ホールで53をたたいて、後半で69をたたいたとします。両方を足し算するのですが、「いくつかな？」とわからなくなって、周りの人に聞いている人も時にはいます。2桁と2桁の単純な足し算ができなくなっているのです。

さらに、ゴルフにはハンディキャップがあり、たとえばハンディ33なら、打数の合計から33を引きます。認知機能が衰えている人は、53＋69－33の計算ができなくなっています。

最後にスコアカードを提出しますが、ゴルフ競技の場合は、本当の数字よりも少ないスコアを申告してしまうと、失格扱いになります。

それでも少ない数を申告してしまう人もいます。認知機能が衰えている人は、ごまかそうとして少ないスコアを申告しているのではなく、数を覚えたり、計算したりすることが徐々にできなくなっているのです。もし数の計算ができなくなると、仲間のゴルファーから「認知症になりかけているんじゃないの？」と疑われてしまいます。ですから、ゴルフ場は認知症がバレやすい場所とも言われています。

誰でもプライドがありますから、計算ができなくなってきたことを周囲の人に知られて認知症を疑われるのを嫌がります。結果的に、ゴルフ場から足が遠のいてしまい、ゴルフをしなくなっていくのです。

そういう意味で、ゴルフ場に来ている高齢者の人たちは、認知症にならずに80歳、90歳まで過ごしてきた特別な人たちの集団とも言えるのかもしれません。

90代の4人組から学んだこと

あるとき、ゴルフ場で90代の男性4人がプレーをしていました。男性の場合、90歳といえば男性の平均寿命をとっくに超えていますので、亡くなっていてもおかしくない年齢です。ご存命だとしても、要介護状態で老人ホームなどに入っている人が多い年代です。

ところが、ゴルフ場には90代の4人組がいるのです。年齢を合計すると360歳を超えています。

90代の4人のパーティが私たちの前にいて、ワイワイ言いながら回っています。カートに乗りますが、フェアウェイの中やグリーンが近くなるとカートから降りて自分の足で歩かなければいけません。目の前の90代の人たちは歩くどころか、小走りに走っているのです。**「何なんだ、この光景は？」**と思ってしまいます。

ゴルフ場とは、1ラウンドで10キロメートルくらいを数時間かけて移動する場所で

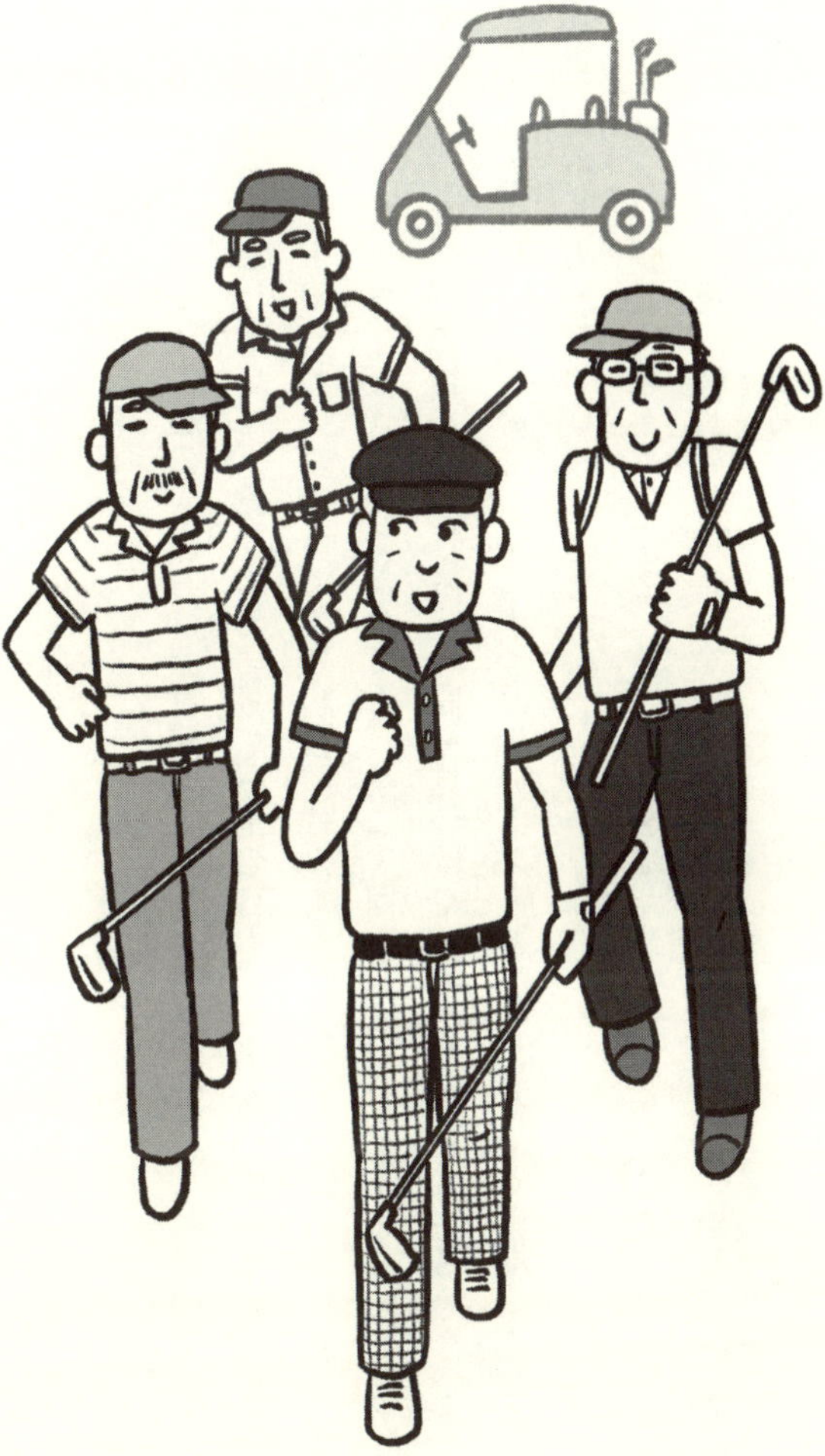

カートから降りて小走りで走る、90代の男性４人

す。カートに乗りますので、10キロまるまる歩くわけではありませんが、できるだけカートを使ったとしてもかなりの距離を歩きます。足腰と心肺機能が丈夫な人でないと、ゴルフはできません。

90代でお元気な4人組の人たちに話を聞いてみたところ、30代、40代のころからずっとゴルフを続けていて、真夏の暑い日も、雨の日も、冬の雪が降っている日でも、どんなときでもやっていたそうです。現役時代から月に何回もゴルフ場に行くことが習慣になっていて、90代になった今でも、週に1回か2回ゴルフをしているとのことでした。ゴルフ場に行かない日も、時間を見つけて近所を散歩しているそうです。

見方を変えれば、若いころからずっと歩いているということです。歩くことが習慣化されているのでしょう。

ゴルフでは長い距離を歩きます。長い距離を歩くと心地よく疲れますから、夜は熟睡できます。睡眠の量と質が向上して、さらに健康状態が向上し、すべてが好循環になります。そして、よく食べるそうです。

歩くから元気なのか、元気だから歩いているのかは、「ニワトリが先か、卵が先か」の関係でどちらが先かわかりませんが、いずれにしても、よく歩いている人は年齢を重ねてもとても元気です。

「コロナに一度もかからなかった」高齢者たち

ゴルフというスポーツは、運動神経とは関係がなく、練習次第と言われています。ゴルフの練習というと、練習場でボールを打っている姿をイメージする人が多いと思いますが、歩くこともゴルフの練習の一つです。

70歳までは仕事が忙しくて、70歳からゴルフを始めてシングルになったという人がいます。その人は、練習場に行ってボールを打つだけでなく、歩く練習もしているそうです。練習と歩行を継続すると、70歳からでもゴルフが上達することは可能なようです。

ゴルフ場では、上手な人ほどカートに乗らない傾向があります。腰の痛い人や膝の痛い人などはカートに乗らざるを得ませんので、歩いて移動している人は、腰も膝も痛くない状態の人たちです。また、カートに乗らずに長距離を歩けるということは、心臓も丈夫で体力もあるということです。体力があって腰も膝も痛くないのですから、練習次第でスコアはよくなります。

私は、ゴルフ場に来ている高齢者の人たちにコロナ禍《か》の状況も聞いてみました。すると、「ワクチンも打たずに普通に生活していたけどコロナに一度もかからなかった」という人が多くいました。元気で体力がありますので、おそらく体内の免疫機能が高く、コロナにかからなかったか、あるいは、かかっても発症しないか軽症ですんでいたのでしょう。

高齢者は、死ぬ直前まで元気でピンピンとしていて、コロリと死んでしまう「ピンピンコロリ」を望んでいる人が多いですが、ゴルフ場では、本当に「ピンピンコロリ」の人がいます。パターをするグリーン上で倒れて亡くなってしまう人がいるのです。

私は医者ですから、ゴルフの最中に倒れた人の救護に呼ばれることがあります。なかにはお亡くなりになる人もいます。直前まで元気にゴルフをしていて、突然お亡くなりになったのですから、まさしく誰もが憧れるピンピンコロリです。

ゴルフとピンピンコロリは、どんな関係なのでしょうか。

次の章で詳しくお話ししますが、寝たきり手前の状態を、**「フレイル」**と言います。いきなり寝たきりになるのではなく、だんだん身体機能が衰えて、フレイルになり、やがて寝たきりになる。長い時間をかけて進行していきます。そして寝たきりになった後、多くの人が、肺炎やがんなどさまざまな病気で亡くなります。

ですが、よく歩いている人はフレイルにならず、寝たきりになりにくいです。体はずっと元気で、突然、心臓や脳の病気で亡くなることが多い。心臓や脳の病気で亡くなるのは、寿命で亡くなることと同じだとみなしてよいでしょう。


ゴルフ場やゲートボール場に通われている高齢者は、世間一般の高齢者と比べると、特殊な集団と言えるのかもしれませんが、私は、その人たちから学ばせていただくことがたくさんあります。

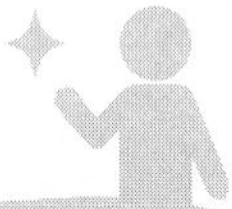

ゴルフ場にはとても元気な90代がいます。
彼らはよく歩き、よく食べて、
寝たきりになりにくいようです。

第2章

歩かない人ほど、フレイルや病気になる

自覚がないまま、筋力が低下してフレイルに

ゴルフ場に元気な高齢者がたくさんいる一方で、加齢とともに「フレイル」になってしまう人もいます。

フレイルとは、筋肉量が減少して、筋力が低下し、体全体が不安定になっている状態です。健康な状態と要介護状態の間で、いつ要介護になってもおかしくない状態です。

フレイルになると、立っていても安定せず、歩いていても安定しません。杖《つえ》をついて歩いている人の多くはフレイルと見ていいでしょう。

フレイルになった多くの高齢者に話を聞いてみたところ、若いころから歩く習慣のない人が大半でした。運動もしておらず、歩くこともあまりしていなかったので、筋力が低下していったのです。

歩くことは、足だけを使っているように思われがちですが、実際には、全身を使っ

た運動です。歩くときには、腕を振り、腰を動かしています。また、頭を支えるために首の筋肉も動かしています。従って**こまめに歩いている人は、ただそれだけで知らず知らずの間に全身運動をしているのに対し、あまり歩いていない人や１日の歩数が３０００歩以下の人は、全身の筋肉を動かす機会が少なく、体全体の筋力が低下しやすくなるのは当然でしょう。**

筋力が低下すると、体の安定性が低下し、姿勢が悪くなります。歩幅が狭くなり、歩行速度は遅くなります。また転倒のリスクが高まります。小さな段差や自宅で転倒し骨折して長期入院や要介護に至る人もいます。筋力が低下すると歩くことが嫌になり、ますます歩かなくなり、さらに筋力が低下するという悪循環に陥ります。

フレイルになって寝たきりに

フレイルになると、車椅子が必要になったりいわゆる寝たきり状態になったりする可能性も高まります。

誰もが嫌がる寝たきりはいきなりなるものではなく、段階的に進行した結果です。フレイルから転倒・骨折し、一気に寝たきりになる人もいます。また脳卒中のようにいきなり寝たきりになることもありますが、徐々に筋力が低下するフレイルという段階を経て、自力で移動がしにくい状態になるケースをよく見かけます。

フレイルかどうかは、歩き方や姿勢を観察するとすぐにわかります。毎日、杖をつかずに歩いて駅まで行って電車やバスに乗って移動している人は大丈夫。しかし**杖が必要になったりバランスを崩したりすることが多くなるなど、歩行が不安定になればすでにフレイル段階だと思ったほうがよいでしょう。**

ところが、自分がフレイルになっていることに、まったく気づいていない人が少なくありません。気づいていないので、筋力をつけようと意識することもなく、ますます筋力低下が進んでいきます。

コロナ禍においては緊急事態宣言やまん延防止等重点措置（まん防）が出されました。「ステイホーム」という合言葉が出てきて、外出を控える人が増えました。しかしのちに京都大学の藤井聡《さとし》教授らによる検証で、緊急事態宣言には何の効果もなかったことがわかりました。それどころか、フレイルを増やしただけです。しかしコロナが収束した現在でも、さまざまな感染症についてテレビや新聞が毎日煽《あお》っているために、感染を怖がって外出を控えたままの人も多くいます。

外出しないということは、歩いていないということです。フレイルになっている、あるいはフレイルの前段階の可能性があります。コロナ禍とワクチン禍のなか、都会でも地方でも、杖をついている人が多くなったと言われています。コロナ以降、50代、60代でも、フレイルの人が増えています。

フレイルには、肉体の機能低下だけでなく、精神的なフレイルという状態もあります。意欲が低下し内向きになってしまうのです。高齢期のうつ病もその一つです。町医者をしていて、コロナ禍以降に精神的フレイルになる高齢者が増えたと感じます。

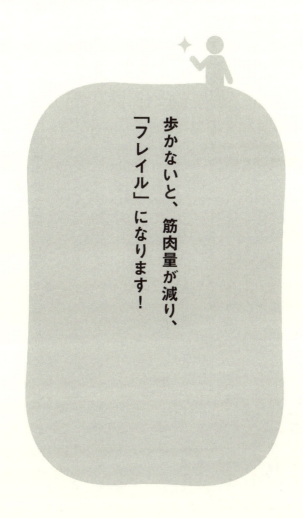

歩かないと、筋肉量が減り、「フレイル」になります！

歩かない人は、認知機能も免疫力も低下しやすい

　コロナ禍の自粛を経て、歩かない人が増えました。普段あまり歩かなくなった人は、筋力が低下するだけでなく、認知機能も低下しやすくなります。軽度の有酸素運動の一つであるこまめな歩行は地味ですが、脳の認知機能をはじめとしてさまざまな機能を維持するために必須です。

　筋肉に命令を出すのは脳です。また、歩行時の状況判断にはさまざまな認知機能が必要です。家から外に出て歩くときには、すれ違う他の歩行者をよけ、自転車をよけ、自動車に気をつけながら歩かなければなりません。信号や路面状況を見て、さまざまな判断をしています。脳の中では常に多くの情報処理が行なわれているのです。外を歩くだけでも実に多くの脳の機能を使っています。

　筋肉を使わないと筋肉が衰えていくのと同じで、脳を使わなければ、認知機能は衰えていきます。家の中にいてテレビを観ているだけでは脳をあまり使いません。家の

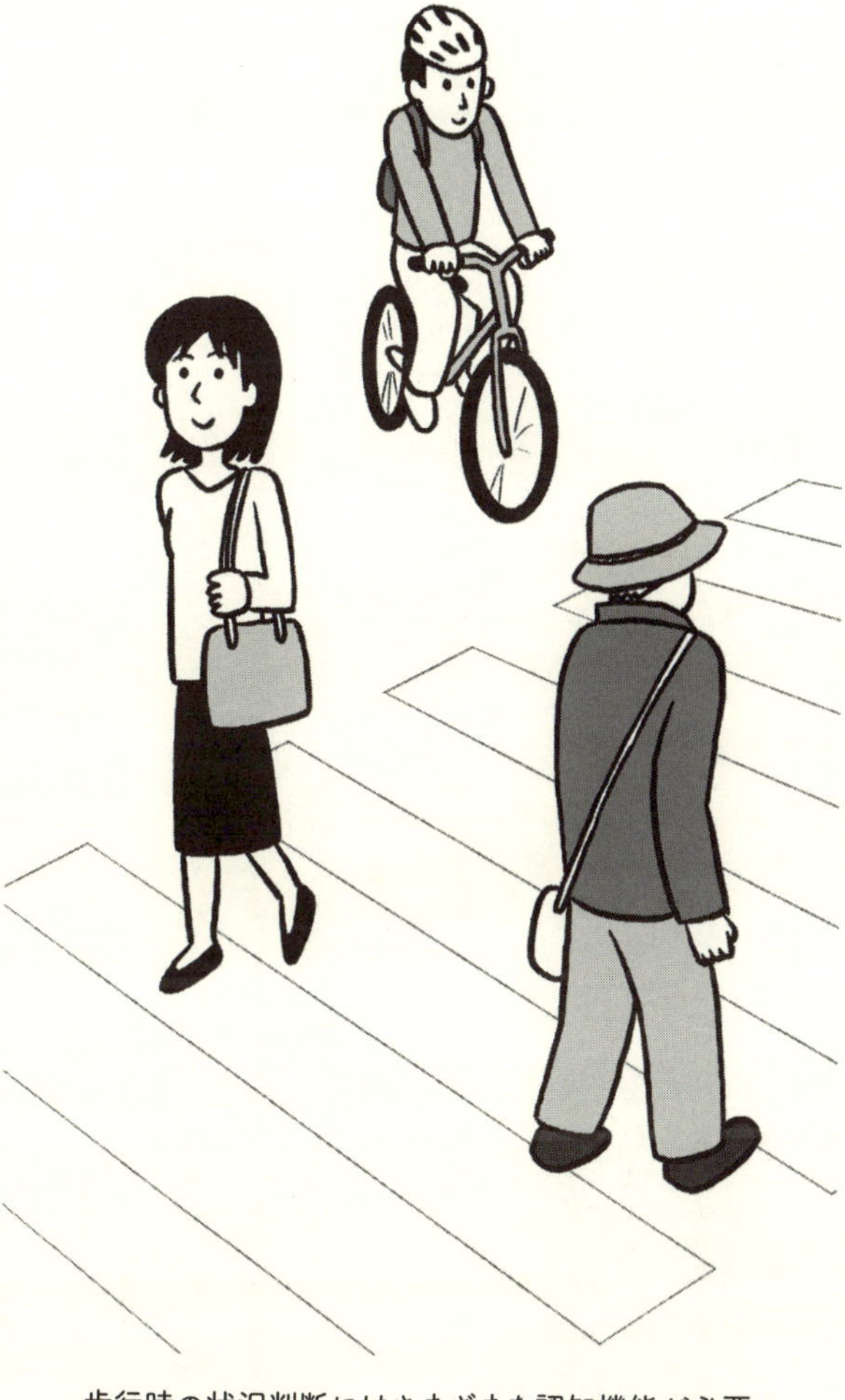

歩行時の状況判断にはさまざまな認知機能が必要

中に閉じこもっていて出歩かない人は、認知機能の低下が進んで、ＭＣＩ（認知症予備群）や認知症につながってしまう可能性があります。

歩く習慣のない人は、筋力や認知機能が低下するだけでなく、免疫力（抵抗力）も低下します。歩かないと、外部から入ってきた細菌やウイルスに対する免疫力も低下してしまうのです。誰もがもともと体に備わっている基本的な自然免疫が低下して、感染症だけでなくがんや認知症などあらゆる領域の病気になる可能性が高まります。

自分では、ヨボヨボしていることに気づきにくい

歩行習慣は健康状態に大きく影響しますので、歩行状況について確認することは、健康状態を判断するのにとても役立ちます。ですから、私は、初診の患者さんにはまず日常生活でどのくらい歩いているかを根掘り葉掘り聞いていました。一通り話を聞いたら、診察室を歩いてもらいます。診察室は、通常、３メートル×５メートルくらいの広さです。

「ファッションモデルのように、モデルさん歩きしてください」

「背筋を伸ばしてかっこよく歩いてみてください」

「あなたの一番かっこいいと思う歩き方をしてください」

などとお願いすると、患者さんは照れながらも歩いてくれます。

ところが、自分では一番かっこいい歩き方をしているつもりでも、客観的には不安定でヨボヨボという人がたくさんいます。私が大切にしている「歩行診断」の一つです。街中のショーウィンドウに映る姿を見て、「向こうにヨボヨボの人が歩いているな」と思って、よく見てみると自分自身だったりします（笑）。それと同じような感じです。

実は自分の歩く姿をよく知らない人が大半で、自分がフレイルになっていてもその自覚がない人が大半です。さらに**フレイルという言葉そのものを知らない人もたくさんいます。**

「フレイル」が中年期から始まる人も

フレイルは中年期から始まっています。男性でも女性でも、あまり歩かない人は、40代、50代からフレイルかそれに近い状態になっています。歩行を一見しただけで、フレイルかどうかがほぼわかります。あるいは太ももの前側の大腿《だいたい》四頭筋《しとうきん》を見てフレイルを疑います。衣服の上からでも「あ、細いな」「フレイルだな」「この人、歩いていないだろうな」と診察を進めます。フレイルがあると他の病気を合併しやすくなります。**歩かない人ほど病気になりやすいというのは、何千人も診察してきた私の経験に基づく結論です。**

診察室で患者さんに診察の度に「モデルさん歩き」をしてもらう医者なんて、もしかしたら、私だけでしょうか（笑）。

モデルさん歩きについてもう少し詳しくお話ししましょう。背筋を伸ばして、身長が一番高い状態にして歩くことです。人間は、身長計に乗ると背筋を伸ばして最大限

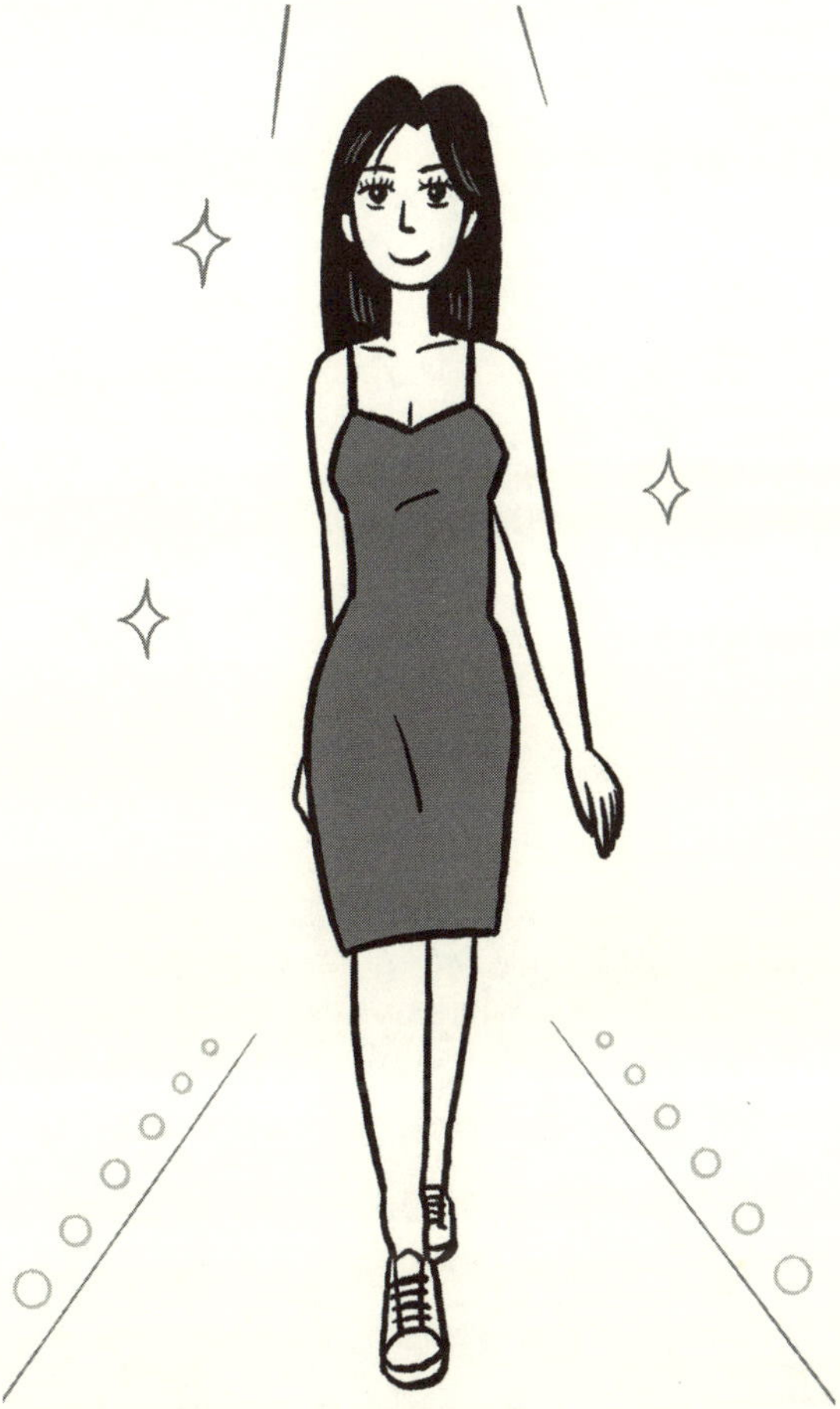

モデルさん歩き――
背筋を伸ばして、身長が一番高い状態にして歩く

に高い身長にしようとしますが、そのときと同じくらい背筋を伸ばした姿勢を保ちながら歩くのがモデル歩きです。

患者さんの髪の毛を少し引っ張って上げて、ピアノ線で上から引っ張られているようなイメージを作ってもらいます。そうすると、頚椎《けいつい》、胸椎《きようつい》、腰椎《ようつい》の間の椎間板《ついかんばん》がストレッチされます。

「この身長の高さのままで、できるだけ大股で、モデルさんのように歩いてみてください」と言うと、みなさん照れくさそうにしながらも、やってくれます。

しかし、歩き始めると、右足を出したときに右手が前に出て、そろってしまう人がけっこういます。歩き方を意識しすぎて、手と足の動きが不自然になって、ロボットのような動きになってしまう人も。

しばらく歩いてもらい、モデルさんのように歩けるようになったら、診察室の端まで歩いて、そこでターンをしてもらいます。ところが、「ターン！」と言うと、多くの人はよろけてしまいます。モデルさんのようにうまくターンができる人はほとんどいません。この「ターン」もポイントです。ターンの仕方で大脳と小脳の機能がすぐ

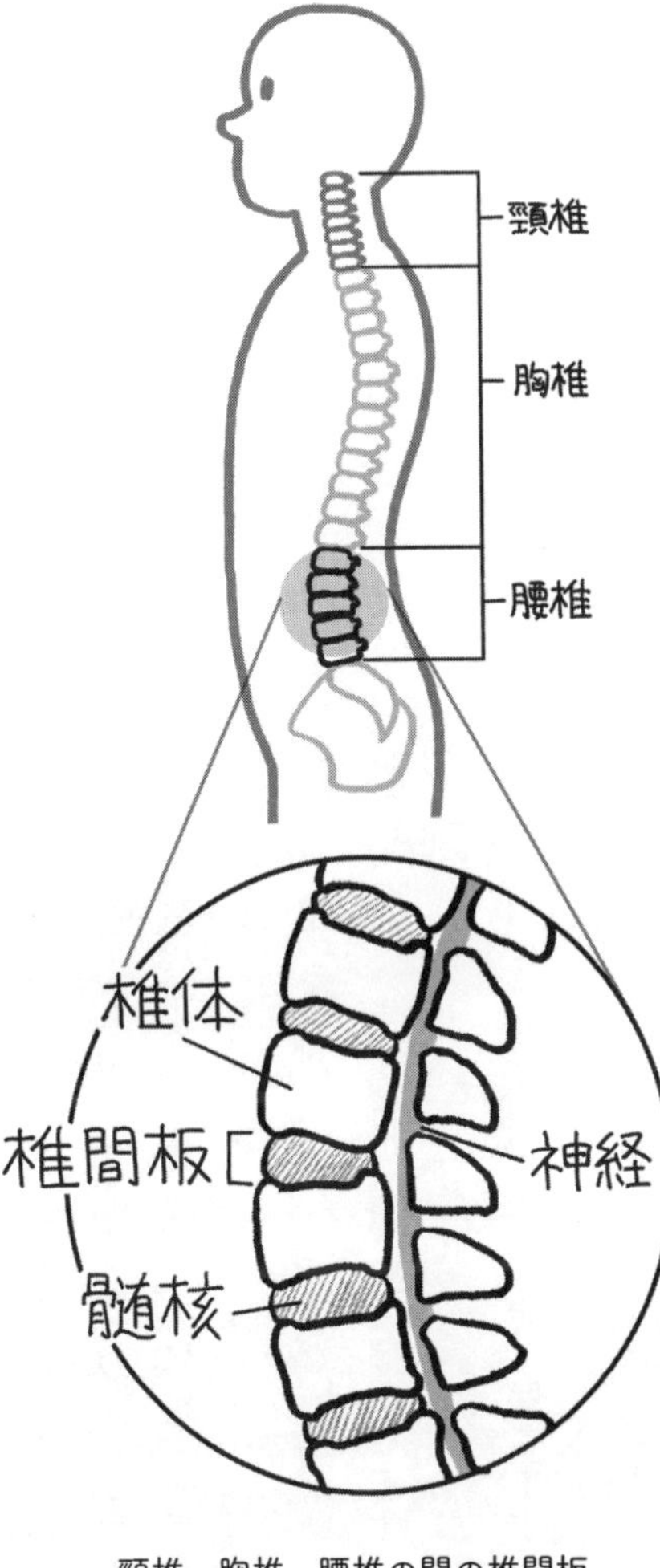

頸椎、胸椎、腰椎の間の椎間板

に想像できます。

モデルさん歩きの次は「今度は北朝鮮の兵隊さんみたいに歩いてください」と言います。北朝鮮の兵隊さんは、背筋を伸ばし手を大きく振り、足を高く上げて、かかとで着地します。こういった大袈裟《おおげさ》な歩き方は、普段、歩く習慣のない人にはまずできません。

40代の人でも「モデルさん歩き」や「兵隊さん歩き」がまったくできない人がいます。話を聞いてみると、普段ほとんど歩いていない、歩く習慣のない人ばかりです。

正しく歩くことを習慣化すれば、筋力も高まり、認知機能や免疫機能を保てます。

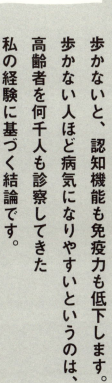

歩かないと、認知機能も免疫力も低下します。
歩かない人ほど病気になりやすいというのは、
高齢者を何千人も診察してきた
私の経験に基づく結論です。

生活習慣病もがんも認知症も根っこは同じ

持病がいくつもある、と病気自慢する人がいます。それぞれの病気が独立しているわけではなく、必然的に重なり合い見事につながっています。

たとえば、腸と脳はお互いに影響を及ぼし合っていて「脳腸相関」と言われます。筋肉と脳も影響し合っています。ちなみに発生学的には腸のほうが脳よりも上位です。心臓と腎臓も連携しています。人間の臓器は、臓器間でコミュニケーションをとり合って、連携し協働しているのです。

各臓器が「危ないぞ」というメッセージを伝えたり、助け合ったりしながら、全体として協調しています。ですから、どこか一つの臓器が著しく不調になり、調和がとれなくなると、ドミノ倒しのように必ず他の臓器も連鎖的に悪くなります。

生活習慣病も、がんも、認知症も、何か一つの病気を発症すると、まるでドミノ倒しのようにいくつかの病気を合併することがよくあります。つまりどの病気も、根っこは同じということです。**根っことは生活習慣の偏《かたよ》りです。**その原因は多くの場合、職場か家庭にあります。つまりストレスです。それを見抜いて是正のアドバイスをするのが医者の役割です。しかし、現代の医学・医療は過度に臓器別に専門分化されています。

同じ内科でも内分泌科に行って糖尿病を診てもらい、消化器内科に行って逆流性食道炎を診てもらったりします。さらに、整形外科に行って関節リウマチを診てもらい、腫瘍《しゅよう》内科でがん診療を受けて、認知症の疑いがある場合は精神科で診てもらいます。

そもそも、ひとりの高齢者が診察券を5枚も10枚も持っていること自体がおかしいと考えます。主治医は誰ですか？と聞いてもわからない、という人が多くいます。しかし病気の根っこに手を打たないと、病気の予防や治療はできません。

医療の基本は、栄養と歩行だけでいい

人間の体は、「栄養」と「酸素」によってエネルギーを作り出しています。

タンパク質、脂質、炭水化物が三大栄養素ですが、「栄養素」を燃やすには「酸素」が必要です。細胞の中のミトコンドリアという部分で、食事から摂った「栄養素」を、呼吸から取り入れた「酸素」で燃やして、ATP（Adenosine Triphosphate：アデノシン三リン酸）と呼ばれるエネルギーに換えています。

人間が生きていくには、エネルギーを生み出す栄養と酸素が必要です。

栄養は、食事に気をつければ、三大栄養素をバランスよく摂ることができます。一方、大気中の約21％が酸素ですから、呼吸をすれば酸素は体内に入ってきます。酸素をたっぷりと取り入れるには、日中に外に出て、緑豊かな公園などを大きな呼吸をしながらゆったり歩くことです。マスクなど論外です。

本来、医療の基本は、栄養と歩行だけと言ってもいいくらいです。その二つで足り

ない場合にだけ、期間限定で最小限の薬が処方されるというのが大原則です。

しかし、現在の医療は、薬の処方が中心です。

医療機関は専門分化されすぎているため、患者さんの中には10個の科にかかっていて、10人の主治医がいると自慢する人もいます。それぞれの科に診療ガイドラインがありますので、ガイドラインに沿って薬が処方されます。数種類の薬ですめばまだいいほうで、時には20種類以上の薬が処方される多剤投薬になり、それが原因で新たな病気に苦しんでいる人もいます。そういう患者さんたちに詳しく話を聞いてみると、一番肝心な歩行習慣がないという人が多くおられます。

私は、**期間限定で薬を使うことはあったとしても、最終的には薬を飲まない状態を目指していくのが医者の役割**だと思っています。「かなり良くなりましたので、あとは栄養と歩行だけでいいですよ」と言えるまで寄り添うのが医者の役割ではないか。

ですから、旧長尾クリニックでは、栄養面は栄養士さんの力も借りてアドバイスをしてもらい、私は主に歩行や睡眠について指導していました。

認知症の薬は効くのか？

今、日本では、認知症については4種類の薬が保険適応になっていて、抗認知症薬として使用されています。一般名で言うと、ドネペジル、ガランタミン、メマンチン、リバスチグミン（貼り薬）です。

ですが、結論から言えば、認知症にこれらの薬の使用はお勧めしません。

これらは、神経伝達物質のアセチルコリンという化学物質を増強させる薬なのです。認知症を治す薬ではなくて、認知症が進行する速度を緩《ゆる》やかにすると言われますが、使いたくない理由がいくつかあります。

一つ目の理由は、副作用が強すぎること。易怒性《いどせい》が高まる、要するに怒りっぽくなるのですね。暴力をふるったり、暴言を吐く人がいます。

二つ目は、歩行障害、パーキンソン病になるリスクがあること。

三つ目として、食欲不振から体重が減ってしまうこと。

四つ目は、心臓への影響です。致死性の不整脈を誘発するケースがあるのです。

しかも、私はこれらの薬の効き目にも疑問を持っています。『抗認知症薬の不都合な真実』（共著、現代書林）、『認知症の薬をやめると認知症がよくなる人がいるって本当ですか？』（共著、現代書林）という本にも書いたのですが、これらの薬の認可を得る際に、製薬会社が厚生労働省に提出したデータには信ぴょう性に欠けると思える点が多々あります。

２０１８年８月、フランス政府は、この四つの薬を保険適用から外しました。有用性を否定したのです。

日本ではドネペジルなどは、「1日3ミリグラムで投与を開始して、2週間後に必ず5ミリグラムに上げなければならない。さらにできれば10ミリグラムまで増量せよ」という増量規定まで設けられていました。3ミリグラムで調子がいいなら3ミリグラムのままでいいのではないかと思うのですが、それは認めないというヘンな規定があったのです。

そこで、**「抗認知症薬の適量処方を実現する会」という一般社団法人を作り、国会**

議論を経て、その増量規定を撤廃させました。大きなことをしたという自負はありましたが、大手メディアは報じてくれませんでした。『信濃毎日新聞』など、共同通信を利用している地方紙の中には、一面で大きく報じてくれたものもありましたが。

最近、レカネマブという認知症の新薬が登場しました。日本では2023年に認可が下りて、現在使われています。高価な薬で、2週間に1回、1年ほど投与して300万円（自己負担分は14万円程度）もかかります。認知症専門病院で特殊な検査を受けたMCI、すなわち軽度認知症の方だけが適応とのことです。

ですが、悲しいかな、この薬も効果のほうは定かではありません。多くの認知症専門医が、効かないと明言し始めました。

認知症に効く薬、サプリメント

では認知症に効く保険適用薬は一つもないのか。実は一つだけあるのです。

一般名シロスタゾール。商品名はプレタール。これが認知症にも効くし、予防にも効きます。

正確に言うと、ＭＣＩから認知症への進展を防ぐのと、認知症になった人の進行を抑制する。二つの意味で有効です。ただこの薬は、現在、脳梗塞後遺症にしか保険適用がありません。認知症という病気への適用はないのです。

また、なぜかはわからないのですが、プレタールのジェネリック（後発医薬品）は認知症予防には効き目がありません。先発医薬品であるプレタールしか効果がないという論文を、池袋病院の平川亘《わたる》先生が発表されました。

ですから私は、認知症の保険適用薬を希望される方にはこのプレタールを出していました。

また、認知症に効果があるサプリメントもいくつか使います。

・タキシフォリン……シベリアのカラマツから抽出される成分です。

・フェルラ酸……米ぬかの成分です。フェルラ酸にガーデンアンゼリカという薬草成分の混合剤を加えたものもフェルガードという名前で販売されています。

・Mガード……Mは神経の鞘《さや》であるミエリンを指します。このミエリンの修復作用がある、ヘスペリジンというミカンの皮を由来とする成分が入っています。

ここで挙げたのはだいたい一カ月分で5000〜6000円のものです。一般的に月に2万、3万円もするようなサプリは、逆に怪しいと思っていただいたほうがいいでしょう。

でも、本音を言うと、サプリに使うお金があるなら、ミネラルたっぷりのいい野菜に使ってほしい。206ページで述べる、野菜スープを摂取するほうがお勧めです。

医療の基本は、食事と歩行。
病気の「根っこ」を直しましょう！

歩かない人は、便秘になりやすい

便秘で悩んでいる人は少なくありません。便が出ないとお腹が張ったり、すっきりとした感覚が持てなかったりします。

便秘は、自律神経機能が低下している症状です。便秘で悩んでいる人の多くは、普段あまり歩いていない人ですが、歩いていないために、自律神経の働きが低下していることが便秘の原因の一つと考えます。

自律神経とは、文字通り自律的に動いている神経で、心臓の収縮力や心拍数を調整したり、腸蠕動《ぜんどう》を調節しています。ヨガの達人は、自分の意思で脈をかなり遅くしたりできるそうですが、普通の人は、脈拍を自分でコントロールすることはできません。私たちの意思とは関係なく、自律的に動いている神経が自律神経です。

自律神経の太さはまちまちで、解剖すれば太いものは糸のように目に見えます。自律神経は体中に張り巡らされていて、睡眠中も24時間休まずに、全身の各臓器の働きを自律的に調節しています。

自律神経には、交感神経と副交感神経があります。交感神経はアクセルのような働きで副交感神経はブレーキのような役割です。緊急時やストレス状態のときには交感神経が優位になります。

たとえば、動物に襲われそうになったときには、戦ったり逃げ出したりしないといけないので、心拍数や血圧を上げて、いつでも動き出せるように筋肉に力を入れます。そんな命の緊急時に食べたものを消化する必要はありませんので、胃腸の蠕動運動などは低下します。

反対に副交感神経が優位になっているときには、逆のことが起こります。心拍数や血圧は下がり、筋肉はリラックス状態になります。胃や腸の蠕動運動は活発化します。食欲が増し、消化が進み、排泄《はいせつ》がスムーズになります。

自律神経は、一日の生活の中での両者のバランスが重要です。通常は日中活動時は交感神経が優位で、夜間睡眠中は副交感神経が優位になり睡眠の質がよくなります。

歩行習慣のある人は、昼間によく歩いていますので、心地よく疲労して、夜はよく眠れます。また、日中の持続的な交感神経興奮状態の中においてもリラックスした副交感神経優位状態を作ります。また**副交感神経優位の時間帯が長くなると便秘が改善します。このように歩行習慣を上手に取り入れた生活を続けると、自律神経のバランスがよくなります。**

あまり歩かない人には、まったく逆のことが起こります。便秘で消化器内科を受診すると、歩行習慣や食習慣を聞かれることもなく便秘薬が処方されることがよくあります。歩かない人は日光を浴びないので睡眠ホルモンであるメラトニンの分泌が悪く、また適度な疲労感も得られないので睡眠の量も質も低下します。不眠を訴えて近所のクリニックに行くと安易に睡眠薬が処方されがちですが、こまめな歩行習慣だけで確実に改善します。

不眠や気分の落ち込みで精神科や心療内科を受診する人がいます。すると安易にSSRIなどのいわゆる抗うつ薬が処方され、改善しないままさまざまな副作用にも悩まされるなど、悪循環に陥っている人もよく見かけます。

歩く習慣がないばかりに、さまざまな不調が起きて、いくつもの病院をめぐり、大量の薬を処方されて薬害に苦しんでしまう。そのような人が多すぎると思います。薬の副作用に対して別の薬を上乗せで処方されて処方薬が増える「処方カスケード」もあります。しかし歩行習慣で悪循環を断ち切ることができます。

もし**便秘で悩んでいるのなら、歩くことが一番です。歩くことで、自律神経の機能が整い、睡眠の質がよくなり、便秘は緩和されます。極めて単純な話です。**

パーキンソン病には運動療法が必須

パーキンソン病は、手足や体が震えたり、動作が遅くなったり、歩行が不安定になったり、転びやすくなったりするなどの運動症状が現れる病気です。一見しただけでわかります。脳幹部で産生されるドーパミンという神経伝達物質の減少に伴い発症します。最近、パーキンソン病の人が増えていて、医療界では「**パーキンソン・パンデミック**」という言葉が使われています。

高齢化が進む日本では老化に伴うパーキンソン病が増える傾向にありましたが、コロナ禍の過度な自粛や頻回のワクチン接種も大きく影響しています。

パーキンソン病は薬物療法がメインと思われるでしょうが、運動をすれば進行を遅らせることができます。たとえば「**パーキンソン・ダンス**」です。音楽に合わせてダンスをするだけで、症状が緩和されます。ネットで検索すれば、「パーキンソン・ダンス」の映像がたくさん出てきます。パーキンソン病治療の土台は運動療法なのです。

ダンスも効果的ですが、ウォーキングもパーキンソン病の進行を緩めます。ゴルフ場にも軽いパーキンソン病の方が時々おられます。カートも使いながら転倒のリスクが低いフェアウェイを適度にウォーキングをすることによって症状の進行を遅らせることをよく知っておられます。

またパーキンソン病から認知症に至る人も多く、その面からもウォーキングは認知症予防につながります。

ウォーキングは、パーキンソン病の進行を遅らせます。

第3章

認知症になる理由

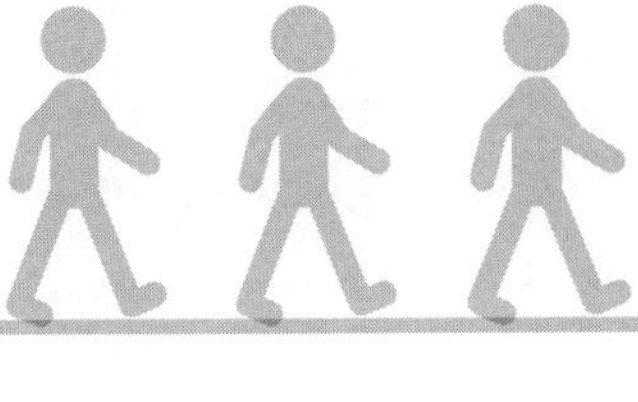

認知機能の低下は誰にでも起こる

高齢になるほどに、多くの人は大なり小なり認知機能が低下します。

脳の中では、神経細胞と神経細胞が無数のネットワークを構築して、それらがチームワーク良く働いてくれています。しかし加齢に伴い神経細胞の数が減り、チームワークも徐々に低下して、認知機能が衰えます。

私自身も、認知機能の低下を自覚しています。たとえば、音楽を聴いているときに、曲はよく知っているのに、なかなか歌手の名前が出てこないことがあります。人の名前が思い出せないことはけっこうショックです。また、会合などで人に会ったときに、「この人のお名前、なんやったかな?」と、のど元まで出てきているのに名前が出てこないこともあります。

携帯電話の11桁の番号を覚えられなくなってきました。電話番号を教えてもらうときに、「ちょっと待ってください。メモを持ってきますから」とメモをとらないといけません。こうした症状は物忘れであって認知症ではありません。しかし認知機能の低下があることは確かです。

また時系列の記憶があいまいになる時があります。ある出来事が、コロナ禍前だったかコロナ禍以降だったかがあやふやになることがあります。傘を忘れるなど、忘れ物の回数が増えてきて困ります。「ああ、脳が劣化しているなあ」と感じます。

ほとんどの高齢者が認知機能の低下を薄々自覚しています。認知機能の低下が起こることは決して恥ずかしいことではありません。しかし多くの人はプライドがあるため、家族や友人や医者に相談しません。できるだけ歩行する習慣を身につけるなどの手を打てば、かなり改善するのですが、それを知らない人が大半です。

認知症は、いまや国家的課題

認知症は、いきなりなるわけではなく、認知機能が時間をかけて徐々に低下していって、段階的に日常生活に支障が出てきます。

他覚症状も自覚症状もないけれども、脳内では認知症が始まっている状態を「プレクリニカル期（認知症前臨床期）」と呼びます。さらに進行すると、なんらかの症状が現れ始めます。この段階は、MCI（Mild Cognitive Impairment：軽度認知障害）と呼びます。さらに進行していくと、認知症という段階に至ります。

「症状のないプレクリニカル期」→「症状が現れ始めるMCI」→「認知症」と進んでいくわけですが、**明確な症状が見られないプレクリニカル期の段階でも、脳の中では認知症は確実に始まっています。**

令和6年版『高齢社会白書』によれば、令和4年時点の認知症の高齢者数は約440万人、認知症予備群と言われるMCIの高齢者数は約560万人と推計されています。認知症の人とＭＣＩの人を合わせると、約１０００万人です。プレクリニカル期の人を含めれば、さらに多くの人が認知症になっているか、なりかかっているということです。

認知症は当事者にとって大事な問題ですが、約１０００万人もいるわけですから、国家的な課題とも言えます。国は、認知症施策推進戦略である「新オレンジプラン」を掲げてさまざまな施策を進めています。

国の認知症対策はかつては「早期発見と早期介入」でした。しかし現在は「予防と共生」に変わりました。早期介入は重要なことですが、介入の中身が抗認知症薬になってしまっているのが実情です。そうではなく歩行などの生活習慣に関する啓発が乏しいのが現状です。

私は、**国を挙げて「歩行による認知症予防」について啓発していくときにある**と考えます。

なぜ認知症になるのか

認知症は、「脳の糖尿病」とも言われています。 つまり、脳におけるブドウ糖の利用効率が悪くなった状態です。

脳細胞の活動にはエネルギー源であるブドウ糖が細胞の中に入ることが必須ですが、それが入りにくくなり、うまく使えなくなるのです。

細胞の中にブドウ糖が入るためには、「細胞の中にブドウ糖を取り込め」というメッセージを出すインスリンというホルモンが必要です。しかしインスリンがうまく働かないため、ブドウ糖が細胞の中に入りにくくなります。インスリン本来の役割を果たせない状態を「インスリン抵抗性」と呼びますが、脳の中でインスリン抵抗性が高まっている状態が認知症です。

認知症の人の特徴は、**「空腹を我慢できないこと」**です。インスリンがそこにあってもうまく働かないため、脳細胞が少しでもブドウ糖切れになると、ブドウ糖を渇望します。わかりやすく言うならば、まるで覚醒剤依存症の人の覚醒剤切れのように、ブドウ糖を欲しがるのです。

健康な人は、食事を摂ると満腹を感じ、食べたものが消化・吸収されて、だんだん空腹になっていきます。しばらくの間、空腹の状態が続きますが、次の食事時間までは空腹のまま我慢できます。

しかし、認知症やその傾向がある人は、少しでも空腹になり血糖値が下がると脳がブドウ糖を欲します。脳がどうしても我慢できずに次の食事時間が来る前に炭水化物などを食べてしまいます。夕飯を食べたのにお腹が空いてくると、朝食まで我慢できずに、夜中にどうしてもおにぎりなどを食べてしまうという具合です。

認知症が高度になると、脳細胞内でのブドウ糖不足はさらに顕著になります。夜中に盗み食いをする人も多く、炊飯器の中のご飯を手づかみでガーッと食べてしまい、本人は短期記憶障害のためそれをまったく覚えていないということもよくあります。

認知症には「脳の糖尿病」とか「第二の糖尿病」という別名がありますが、糖尿病は認知症になる最大のリスク要因です。糖尿病予防は認知症予防と同じことです。

アミロイドβという脳のゴミが溜まってしまう

認知症の患者さんの脳にはアミロイドβ《ベータ》の沈着が見られます。アミロイドβとは、「脳のゴミ」のようなものです。ゴミがたくさん溜まってしまって、脳細胞や細胞同士の伝達が悪くなっているのが認知症です。

脳をアミロイドPET－CTというもので検査してみると、アミロイドβがどのくらい沈着しているかがわかります。

アミロイドβは、高齢になってから沈着し始めるわけではなく、人によっては30代、40代くらいから沈着が始まっています。MCIの手前のプレクリニカル期の人の脳内からも、アミロイドβは検出されます。

プレクリニカル期の人は、何の症状も出ていませんので、普通は、アミロイドPET－CT検査は行なわれません。認知症予備群とされるMCIの基準に引っかからなくても脳の中ですでに認知症は始まっているのです。

こういう人たちの多くは砂糖菓子が大好きです。10代、20代のときから、甘いものやお菓子ばかり食べていることが大きく影響していると考えられます。

私は、ある夜間高校の校医を20年以上やっていましたが、糖尿病になっている高校生を何人も診ました。昔は「糖尿病は成人病」と言われていて、中高年以降の病気と考えられていましたが、今は糖尿病の子供がたくさんいます。15歳くらいで糖尿病になり認知症が始まっている子供もまれではありません。そういう子の脳をPET－CT検査すると、アミロイドβが観察されるという報告があります。

認知症のリスクとなる糖尿病を予防することが重要です。いまや10代、20代のうちから認知症予防を始めるべきです。認知症は「ブドウ糖依存症」「炭水化物依存症」「お砂糖依存症」と言い換えることもできます。

糖尿病の予防は、まずは食事療法です。肥満のある人には炭水化物の割合を6割から4割に減らす「ロカボ食」を推奨します。甘いものやお菓子ばかり食べず、肉や魚や野菜などをバランスよく食べることです。それが糖尿病と糖尿病から起こる認知症予防の土台です。

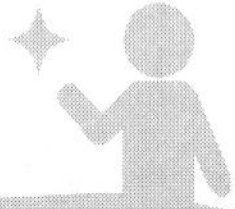

認知症は「脳の糖尿病」。
肥満の人はロカボ食で予防しましょう。

認知症の初期は気づきにくい、言い出しにくい

繰り返しになりますが、認知症は高齢になってから突然なるわけではありません。何十年もかけて認知機能が低下していった結果、認知症と診断されます。

認知症予防には、できるだけ早い段階からの対応が大切です。予防は「こまめに歩く」「砂糖菓子を避けてバランスよく食べる」の二つが基本です。**極論すれば、認知症は高齢者の病気というより若年期や中年期における生活習慣の結果なのです。**

「親の財産がたくさんあって、働かなくても生きていける人」「家賃収入が多く仕事をする必要のない人」「専業主婦で、夫の収入が高いため働かなくてもいい人」などは要注意です。フルタイムで働いている人と違い、毎日外に出かける必要がありません。家の中で、お菓子を食べながら一日中テレビを観ていても生活していけます。ほとんど歩かず、ブドウ糖過剰の生活を続けることが認知症にとって一番のリスクです。実のところ、認知症は、恵まれた人ほどリスクが高い病気という側面もありま

す。

ただ、症状がほとんど出ていない段階ですと、誰も気づきません。家族が気づいたとしても、「認知症」という言葉自体が相手を傷つけるので、言いにくいものです。夫婦間で、旦那さんが「おまえ、認知症なんじゃないの？」と言えば、奥さんは怒り出し、けんかになってしまいます。

奥さんを説得して病院に行っても、初期段階ではほとんど症状がありませんので、MCIの診断基準にも引っかかりません。「認知症の疑いはありません」と言われてしまいます。それでも納得がいかずに、新薬や治験薬の治療を求めて奥さんを強引に専門病院に連れて行く旦那さんもいます。認知症には特殊な画像検査がいくつかあり、脳血流を調べるSPECT《スペクト》も使われています。専門病院でSPECT検査をして、「異常ありません」と言われると、「そんなはずはない。うちのやつはボケてる！」と怒り出す旦那さんもいます。

なぜ旦那さんが怒り出すのか不思議に思う人もいるかもしれません。実は、旦那さんのほうが、すでに認知症になりかかっているというケースがあるのです。笑い話のようですが、このようなパターンを時々経験します。

子供が巣立つと、夫婦二人だけの生活になります。夫婦ともに、同じようなものを食べ、同じような生活になります。**夫婦仲良く同じ生活習慣をするのはいいのですが、二人で家にこもったままだと、二人ともそろってＭＣＩの手前の段階になっているということもよく起こります。**

この段階であれば、将来の認知症を食い止める方法はあります。薬も何も要《い》りません。ただ、歩く習慣を身につければいいのです。

認知症は遺伝する？

「認知症は遺伝だ」と思っている人も少なくありません。「おじいちゃんもおばあちゃんも両親も認知症にならなかったから、自分も認知症にならない」と思っている人もいますし、逆に「親が認知症になったから自分も認知症になる」と思っている人もいます。たしかに人によっては先天的な要因もありますが、認知症になるかどうかは、生活習慣などの後天的な要因のほうが大きく関係しています。

認知症にはＡＰＯＥ（Apolipoprotein E：アポリポプロテインＥ）という遺伝子が関係していると考えられています。ＡＰＯＥ遺伝子の検査をすると、リスクがわかるとされており、さまざまな検査機関で検査が可能です。認知症になると保険金を受け取れる認知症保険というものがありますが、ＡＰＯＥ遺伝子検査という特典が付いているものもあります。

ただし、ＡＰＯＥ遺伝子検査だけで認知症になるかどうかがわかるわけではありません。あくまでもリスク因子の一つがわかるというものです。

認知症になりやすい遺伝子があることは事実ですが、先天的なリスクがある場合でも、後天的な生活習慣の改善により発症を予防することができます。

65歳未満で発症する若年性認知症も

認知症は、高齢者の病気と思われがちですが、65歳未満で発症する「若年性認知症」もあります。

若年性認知症は、コロナ前の段階で全国に約４万人いると推定されていましたが、ＭＣＩの人や、認知症傾向を持つプレクリニカル期の人を含めれば、はるかに多い人数になるはずです。

コロナ禍では、外出自粛によって、家に閉じこもっている人が増えました。多くの人が自粛の影響を受けていますので、プレクリニカル期の人はさらに増えたのではないかと推察されます。**私は現在、国内に数十万人、65歳未満の認知症、MCI、プレクリニカル期の人がいるのではないかと考えています。**

65歳未満の認知症と聞くと、61歳、62歳くらいをイメージするかもしれませんが、50代で発症する人もいますし、それどころか、40代、30代で発症する人もいます。

文藝春秋から『丹野智文　笑顔で生きる――認知症とともに』という本を出している丹野智文さんは若年性のアルツハイマー型認知症の代表と言ってもいいかもしれません。『ＮＨＫスペシャル』などで何度も取り上げられていますが、丹野さんは39歳で認知症を発症しています。

丹野さんは、本も書いていますし、講演も上手ですから、世間でよくイメージされている認知症には見えないかもしれません。もともとは、トヨタ自動車系の販売会社ネッツトヨタ仙台のトップセールスマンでした。

ただ、お客さんの顔を忘れてしまったり、電話を切ったとたんに用件を忘れてしまったりすることが多かったため、病院で診察を受けたところ、若年性アルツハイマー型認知症という診断を下されたそうです。

丹野さんが働き続けたいという希望を社長に伝えると、社長は働ける環境を整備しました。丹野さんは営業部門から総務人事部門に異動し、会社にさまざまな配慮をしてもらいながら、仕事を続けていきました。

認知症になった丹野さんができなくなったことは、短期記憶に関わることがほとんどで、その部分だけをサポートすれば仕事を続けることができました。

何をやればいいのかを忘れてしまったり、どこまでやったかを忘れてしまったりするため、リストを作り、チェックを繰り返しながらやっていったところ、かえってミスが少なくなったそうです。

丹野さんは、今は講演を中心に活動されています。「認知症の人を特別な目で見ないでください、認知症の人を普通に扱う社会であってほしい」と語っています。

私は丹野さんと一緒に講演をしたことが何度かあります。数年前、尼崎で彼と2日間の大規模な認知症啓発イベントをやりました。1日目は夜遅くまで宴会をし、談笑しました。でも次の朝、ホテルで会うと私の顔を見て「あなた、誰でしたっけ?」と真顔で言うのです。「あっ、やっぱり認知症だ」と確信しました。丹野さんには、何度か「誰ですか?」と聞かれましたが、今は顔と名前を覚えてくれました。全国各地への移動や人前で話すことがいい刺激になり、認知機能の低下を防いでくれているようです。

丹野さんほどの明らかな若年性認知症でなくても、**認知症予備群の人はどこの会社の中にもいるでしょうし、その手前くらいの人は、もっとたくさんいるはずです。**

働いている人が認知症になって認知機能が低下してしまうと、欧米企業の場合はおそらく解雇してしまうでしょう。しかし日本では社内に認知症傾向の社員がいる場合、主治医や産業医やご家族と相談しながらその人の持ち味をうまく活用していくことが求められています。

認知症だからといって社会から隔離されてしまうと、進行が早まってしまいますので、どんな形でも社会との関わりを続けていくことがなによりも重要です。丹野さんは、今は講演活動のために毎週のように全国に出かけています。

若年性認知症は、高齢期の認知症より進行が早いのが特徴と言われていますが、**丹野さんの若年性認知症は進行を食い止められています。まさに政府が掲げる「予防と共生」を体現している人だと尊敬しています。**

30代、40代で認知症になる人もいます。
認知症になりやすい遺伝子もありますが、
歩行と栄養の力で食い止められます。

認知症は一部の認知機能が急激に低下する

そもそも認知症は認知機能全体の能力が失われる病気だと誤解している人も多いようです。認知症が進行して重度の状態になると、認知機能の大半の能力が失われますが、多くの場合は、認知機能のうちの一部分だけが低下した状態が長く続きます。たとえば、短期記憶だけが欠落するといった状態です。

人間は、生まれてから成人になるまでに、認知機能が発達していってピークに達します。すべての能力がピークにまで達して、そこから一部の能力が落ちていったものが認知症です。ピークを越えると加齢とともに、ある程度認知機能が落ちていくのは仕方がないのですが、一部分だけが急激に落ちていくというようなイメージです。

一方、一部の能力が発育のピークにまで達していないのが発達障害です。たとえば社会性だけが小学生のままで止まり、大人の社会性に達しない状態です。発達障害と認知症の関連が盛んに議論されています。**しかし発達障害も認知症も、どちらもこま**

めに歩く習慣だけで改善することを知ってください。

認知症はストレスや肥満とも関係が深い

日本社会は、年々ストレスが溜まりやすい状況です。あらゆる分野でコンプライアンスが重視され、規則が増える一方、それらをすべて遵守《じゅんしゅ》しなければならないため、労働者も経営者にとっても非常にストレスフルな環境に置かれています。

仕事や家庭でストレスを感じたときに、甘いものを食べることによってストレスを解消している人が少なくありません。ですが肥満は糖尿病につながり、やがて認知症に至ります。見方を変えれば、認知症の元凶がストレスだったという人も多くいます。高齢になり認知症と診断された時点ではかなり進んでいることが多く、現役時代からのストレスとの向き合い方がなによりも大切です。

職場のストレスは、配置転換や転職でないと解消できない場合もあるので、そう簡単に対処できないかもしれません。しかし高齢期以降に認知機能を保つためには、何らかの対応をしておくことが大切です。

家庭においても、夫婦関係や親子関係の不和に起因するストレスもあるかもしれません。食べることで家庭内のストレスを解消している人もたくさんいます。

こまめなウォーキングは最も簡便で効果的な気分転換になります。映画鑑賞やコンサートや趣味の会に出かけるなど、とにかく毎日「外出」することです。外出すれば、自然とある程度の距離を歩くことになります。

コロナ自粛で、50、60代で認知機能が低下する人が増えた

最近、50、60代で認知症やＭＣＩ（認知症予備群）と診断される人が増えています。コロナ自粛や頻回のワクチン接種が主な要因だろうと思います。メディアの過剰報道により作り出されたコロナ騒ぎにおいて、感染を極度に怖がる人がたくさんいました。

私は２０２０年末に自粛の弊害を説く本を書き、その中で「**コロナ怖い怖い病**」と

呼んできました。しかし5年経過した今でもまだ感染を怖がり、ほとんど外出しなくなった人もいます。人通りの少ない広い屋外でもマスクを二重につけている人もいます。

普段から歩く習慣がないうえに、コロナでいっそう歩かなくなってしまうと、人と接する機会もなくなり、一日中誰とも会話しなくなり認知症になっていきます。

在宅勤務の人はリモート会議などで最小限の会話をする機会はありましたが、歩く機会がめっきり減り、フレイルに陥った人も少なくありません。ただただ家にこもっていた一人暮らしの人は、筋力も認知機能も低下しました。この傾向は比較的若い人にも見られます。

定年後にやることがないと、認知症リスクが高まる

60代で認知症になる人はたくさんいます。よく言われていることですが、60歳や65歳で定年を迎えると、仕事一筋だったのが急にやることがなくなり、認知症になるこ

ともあります。

一日中、家にいて日の光も浴びずテレビやスマホやＰＣを観ているだけの人は確実に認知機能が低下します。甘いものを食べたりお酒を飲んだりタバコを吸って外出しない人も同じです。私自身も決して例外ではありません。仕事や用事で外出する日もけっこうありますが、家の中でゴロゴロする時間が人生で初めてできました。外出が面倒くさくなるときもあり、ふと「この状況が続いたらまずいな」と思い直すことも。

70代になると、さらに外出機会が減るのでしょうか。ちょっと心配です。「出かける場所がない」と打ち明ける70代の方もおられます。「もう何かに取り組む意欲がない」と言う70代の方も。外出頻度が減ると認知症リスクが高まります。そんな人には散歩の習慣を勧めています。

認知症も発達障害も、
こまめに歩くだけで改善します。
気分転換だと思い、とにかく外に出ましょう。

第4章

歩くことと肥満、美容

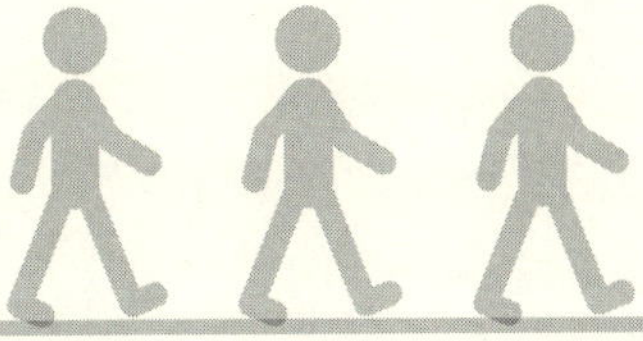

お腹が空いたらコンビニに行く食生活でリスクが高まる

私たちの食生活は、80年前と大きく変わりました。

戦前戦後の貧しい時代には、日本人は、コメを食べられず、イモ類を食べていました。少しずつ豊かになりコメも食べられるようになりましたが、雑穀が交ざったものでした。それは血糖の急上昇と急降下、すなわち血糖値スパイクを和らげてくれていました。

その後の経済発展のおかげで白米を食べられるようになりましたが、血糖値スパイクを1日3回繰り返すことになりました。また食の欧米化でパン、パスタなども食べるようになり、炭水化物の摂取量が増えてきました。

そもそもなぜ炭水化物の割合が多いと糖尿病、そして認知症になるのでしょうか。

認知症とは、前述した通り、インスリンの働きが低下して脳細胞にブドウ糖が入りにくい状態です。それを脳細胞が自覚すると脳が我慢できなくなり、知らぬ間にブドウ糖を摂ってしまいます。**タバコによるニコチン依存症と同じように、脳細胞がブドウ糖依存症になっている状態が認知症です。**

タバコを吸うとニコチンが脳に届き、脳内にドーパミンという快楽物質が放出され、幸せな気分になります。ニコチンは脳に対する報酬なので報酬系回路と呼ばれます。いったん脳の中にそのような回路ができると、報酬がなくなると我慢できなくなってしまいます。それが依存症と呼ぶ意味です。

ブドウ糖も同じです。ブドウ糖による報酬系回路ができて、ブドウ糖依存症になる人がいます。コンビニの普及で24時間いつでも炭水化物を買える環境になり、安易にブドウ糖を補給できるようになりました。その結果、ブドウ糖依存症の人が増えました。糖尿病患者が増え、認知症患者が増えている一因と考えられます。

日本人は、肥満に慣れていない

日本人にも肥満の人が増えてきました。特に子供の肥満は大きな問題です。

メタボ健診の対象者は40~74歳ですが、私は40歳以下の肥満の問題に本格的に取り組まないと、日本の将来は危ういと危惧しています。日本人の肥満は食生活の欧米化のせいですが、今こそ日本食を見直すべきときです。日本人が洋食をよく食べるようになったのは、戦後であり、日本人の腸内環境などの体内環境は、高脂肪食にまだ慣れていません。

日本人は遺伝的にインスリンを出す膵臓《すいぞう》のβ細胞の機能が弱い民族なので、軽度の肥満でも簡単にインスリンの分泌が低下し糖尿病になります。つまり、現代日本人は「糖尿病性の認知症」になりやすい、とも言い換えられます。

近年、日本国内でも経済格差が拡大し、貧困のためタンパク質の多い食品の買い控えが起きています。物価高騰のなか、魚や肉は高価なのでどうしても炭水化物の割合が増えてしまうのです。

結果的に、魚や肉より安価な米飯や麺類の割合が増えてしまいます。**炭水化物はブドウ糖に分解され、血糖値が上がり、膵臓のβ細胞を疲弊させ、インスリン分泌が低下します。**すなわち炭水化物過多→肥満→糖尿病→認知症という流れが強まる恐れがあるのです。**他方、エネルギー消費の観点からは、歩行不足→糖の消費不足→肥満という流れも加わってきます。**

ブドウ糖依存で認知症になります。
炭水化物の割合を減らし、
歩くことで認知症を予防しましょう。

太陽光を浴びないと、美容上も逆効果

皮膚科や美容医療の分野では、太陽の光を浴びると紫外線で顔にシミができたり皮膚がんになるリスクがあるので、日光に当たるのは避けるべき行為とされています。ある程度事実ですが、私は日光浴が原因で皮膚がんになった人を診たことはありません。日光浴による皮膚がんは、主として白人の話です。**そもそも紫外線はビタミンDの活性化に必須です。ビタミンDは、腸管からのカルシウムの吸収に必要で、不足すると骨粗鬆症《こつそしょうしょう》になります。**

一般社団法人ワクチン問題研究会の児玉慎一郎医師らの臨床研究によると、コロナワクチン後遺症の患者さんは血中のビタミンD濃度が低下しており、ビタミンDの補充で諸症状が改善します。ですから、高度の慢性疲労症候群の人を除けば、適度に屋外を歩き、紫外線を浴びないとワクチン後遺症は改善しません。

太陽光は脳内の「幸せホルモン」であるセロトニンの分泌を増やします。歩行習慣

があり適度に歩いている人は、「セロトニン顔」になっていきます。多少のシミやシワがあったとしても、「セロトニン顔」のほうが生き生きとして、若々しい印象になります。

女性の場合は、老け顔をメイクでカバーしている人もいますが、顔はメイクでカバーできても、首筋のシワまでは隠せません。歩いていない人は、首筋に老化が現れてきます。私は患者さんを診るときに、首筋を見ると、どのくらい歩いている人かがだいたいわかりました。男性でも女性でも、歩いていない人は首筋にシワが多く、老化が進んでいます。歩行運動には頭部を首でしっかり支えることも必要で、歩いてこなかったご婦人は首の皮膚や頸椎《けいつい》から老化していきます。

「美容のためにできるだけ外に出ない」と信じている人は、「美容のためになるべく外に出て、そして歩く」というように、考え方を改めなくてはいけません。もちろん、紫外線の強い季節には、適度な紫外線対策はしてくださいね。

太陽光に慣れていないと、まぶしく感じる

「外に出るとまぶしい」という理由で屋外を嫌う人もいます。眼科医は紫外線による角膜《かくまく》障害《しょうがい》や白内障の予防のためにサングラスを推奨していますが、光を浴びない習慣で「まぶしい」と感じやすくなっているような人もいます。目という感覚器はある程度、光に慣らすことが必要だと思います。

太陽光を適度に浴びている人は、目が慣れています。晴天の日に農作業をする農家の方は麦わら帽子をかぶっていますが、サングラスをしている人は見たことがありません。「太陽がまぶしい」とはあまり思っていないのではないでしょうか。

屋外が「まぶしい」と感じる人は、紫外線が強い真昼間を避けるようにしてください。朝夕であればそれほど感じないはずです。季節によって歩く時間帯を工夫しましょう。

80代の女性ヘルパーさんたちがバリバリ働いている介護施設を知っています。週

1、2回の夜勤もこなす80代のヘルパーさんもいます。70代の入所者よりもずっとお元気な80代のヘルパーさんの顔つきは、少し日焼けした「セロトニン顔」です。日焼けしている理由を聞くと、家庭菜園も営んでいるとのことでした。ゴルフ場で見かける元気な90代の男性も日焼けした「セロトニン顔」の人ばかり。80代、90代以降まで健康を維持している人の生活習慣を、是非参考にしてみてください。

太陽光を浴びないと、
美容上も逆効果です。
太陽の光を浴びながら歩いて、
ビタミンDを活性化させましょう。

第5章

歩くと、自然免疫が高まる

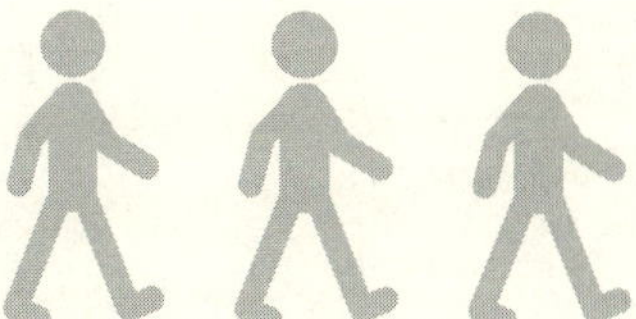

「獲得免疫」と「自然免疫」がある

２０２１年春に新型コロナのｍＲＮＡワクチンが登場しました。感染予防できると信じて８割以上の日本人が１回以上打ちました。そしてまさに現在進行形ですが、日本人は累計４億回以上、ワクチンを接種したと言われています。

国は次々とｍＲＮＡタイプのワクチンを用意しています。新型コロナワクチンだけでなくインフルエンザワクチン、帯状疱疹《たいじょうほうしん》ワクチン、肺炎球菌《はいえんきゅうきん》ワクチンなど従来のワクチンが続々とｍＲＮＡタイプに置き換えられていきます。テレビではワクチンの宣伝だらけで、まさにワクチン攻めです。感染症になると重症化しやすい高齢者や基礎疾患のある人だけでなく、赤ちゃんもさまざまなワクチンを打たれています。

免疫力と聞くと、ワクチンをイメージする人が多いようですが、誰もが生まれながらにして持っている免疫を忘れてはいけません。この免疫を「自然免疫」と呼びます。そもそも免疫には、「獲得免疫」と「自然免疫」があります。両者の力関係の比率は単純比較できませんが、お互いに協調して外来微生物などに対応しています。私は個人的に「自然免疫が９割以上」だと思っています。

一方、「獲得免疫」とは、ウイルスや細菌の侵入などを受けたことによって作られる免疫のことです。ウイルスや細菌などの異物が侵入すると、それらの異物に対抗するために体内で「リンパ球（白血球の一つ）」や「抗体」が作られます。これらが協調して微生物を撃退していきます。

一度、体の中に入ってきた病原体の目印を免疫システムは記憶していて、その病原体が再び入ってくると、「あっ、またあいつが来た」と察知し、予め作られていた抗体などの免疫システムが撃退します。

獲得免疫には、このように自然感染で作られたものだけでなくワクチンによって人工的に作られるものもあります。感染による獲得免疫も、ワクチンによる獲得免疫も、その病原体に特化した免疫システムです。

一方、自然免疫は病原体の種類と関わりなく、異物とみなされたものに対して発動する免疫システムです。わかりやすく言えば、生まれながらに持っている自然治癒力です。

ごくまれに自然免疫を持たずに生まれてくる赤ちゃんがいます。悲しいことですが、感染症にかかった時点で亡くなってしまいます。私たちがこれまで生きてこられたのは、自然免疫という防衛システムを持っているからとも言えます。

自然免疫をどのくらい持っているかは、かなりの個人差があります。たとえば、腐ったものを食べたときに、何ともないという人とひどい食中毒症状を呈する人がいるなど、さまざまです。「腸管免疫」という自然免疫にはかなりの個人差があり、食中毒が起こる人と起こらない人がいます。風邪をひいた人の横にいて風邪をうつされやすい人とうつされにくい人がいるのも、自然免疫の差で説明されます。

コロナも同じことです。ウイルスに曝露《ばくろ》したり（さらされたり）、感染が成立しても症状が出ない人がいます。そういう人たちは、主に自然免疫によって対処できていた

自然免疫と獲得免疫

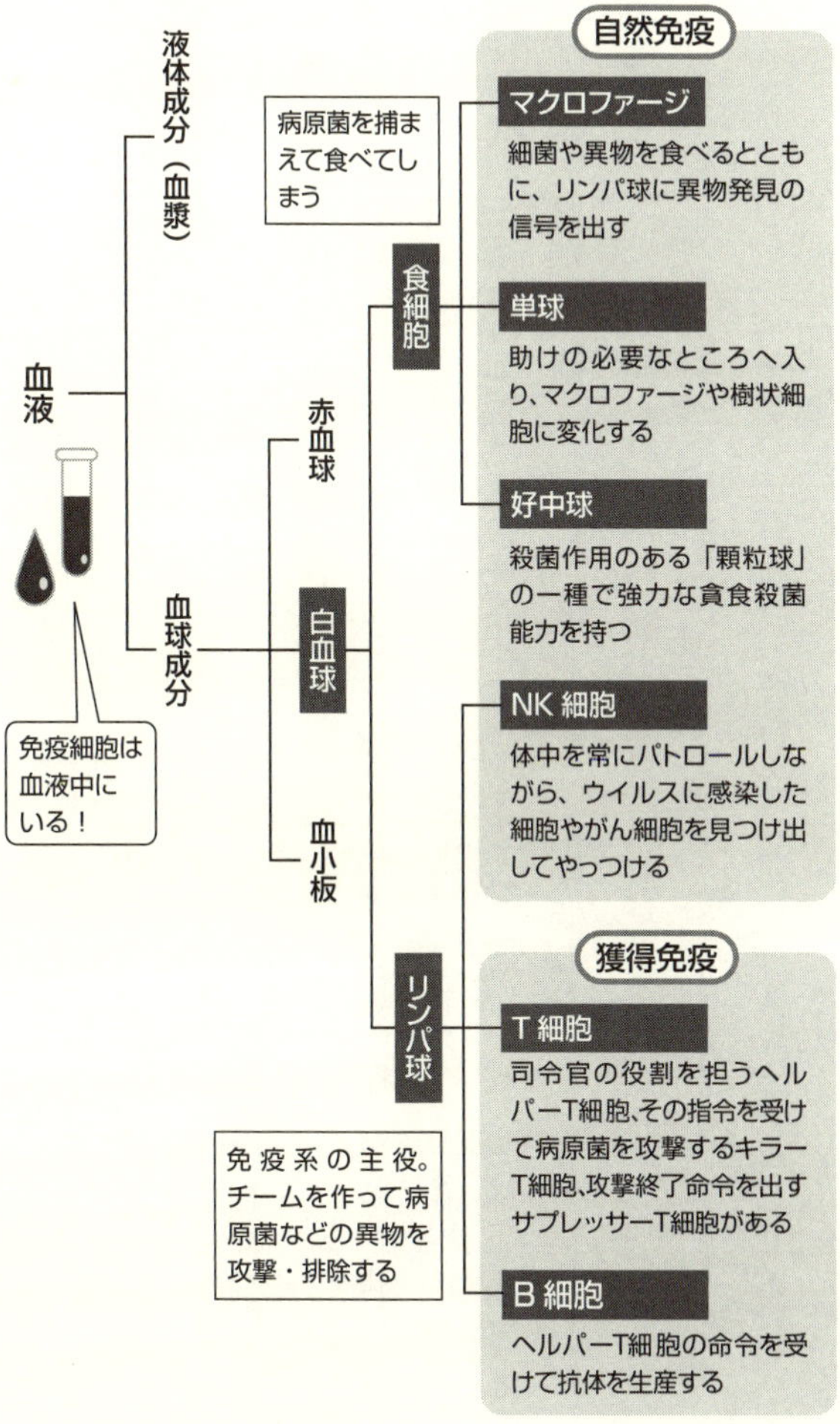
血液
液体成分（血漿）
血球成分
免疫細胞は血液中にいる！
赤血球
白血球
血小板
病原菌を捕まえて食べてしまう
食細胞
リンパ球
免疫系の主役。チームを作って病原菌などの異物を攻撃・排除する
自然免疫
マクロファージ
細菌や異物を食べるとともに、リンパ球に異物発見の信号を出す
単球
助けの必要なところへ入り、マクロファージや樹状細胞に変化する
好中球
殺菌作用のある「顆粒球」の一種で強力な貪食殺菌能力を持つ
NK細胞
体中を常にパトロールしながら、ウイルスに感染した細胞やがん細胞を見つけ出してやっつける
獲得免疫
T細胞
司令官の役割を担うヘルパーT細胞、その指令を受けて病原菌を攻撃するキラーT細胞、攻撃終了命令を出すサプレッサーT細胞がある
B細胞
ヘルパーT細胞の命令を受けて抗体を生産する

人です。

外を歩くと自然免疫が高まる

ここから107ページまで、少々マニアックな話になるので読み飛ばしていただいても結構です。あくまで個人的な仮説です。

私はコロナ禍の最中、臨床の最前線に立つ医師として、自然免疫と獲得免疫の両方が協調する「**免疫鍛錬**《めんえきたんれん》」と呼ぶべき概念をイメージしていました。

病原性の低い少量のウイルスに時々触れておくことで（感作《かんさ》する、と言います）、免疫システムを少しだけ作動させ少し記憶もさせて、「免疫力の総力を鍛えておく」という発想です。

たとえば、毎年、1～2回は風邪にかかってしまう人が多くいます。裏を返せば、いったん風邪をひいたらしばらく風邪をひかない。こんな現象をどう受け止めたらいいのでしょうか。獲得免疫が弱いとも、あるいは自然免疫が弱いとも言えるでしょう。でも適度な免疫力があるので肺炎に至るなどの重症化を免れた、という解釈も可能でしょう。

もしも風邪ウイルスに接する機会がまったくない状態が何年も続いてしまうと、風邪ウイルスが侵入してきたときに免疫システムが充分に作動せずに重症化するかもしれません。しかし平時から適度な頻度で免疫鍛錬をしていれば（つまり、時々、風邪をひくこと）、ウイルスに曝露しても感染が成立しなかったり、感染が成立しても重症化を防げる可能性があるのではないか。たとえるなら、消防訓練のようなものです。

花粉症の治療法として、40年くらい前から減感作療法が知られています。たとえばスギ花粉のエキスを高度に薄めた液を週1回とか月1回注射をしたり、舌下《ぜっか》免疫療法といって薄めたエキスを舌の下に置いたりして、過剰な反応（アレルギー反応）をしないように半年から1年かけて慣らしていくのです。これも低濃度のエキスを使って免疫を鍛錬するということです。

町医者やそこで働く看護師はインフルエンザのピーク時には毎日、何十人ものインフルエンザ感染者の咳《せき》や痰《たん》を直接浴びています。しかしベテラン組は感染しません。時に感染したかなと思っても、早く寝るなどのセルフメディケーションで翌朝には治し、仕事を休みません。もちろんワクチンなど一度も打っていません。これはなぜでしょう？　それは、仕事柄ですが日頃から自然に免疫鍛錬されているからではないでしょうか。

弱毒に時々曝露させることで、免疫システムに対して「こんなやつもいるぞ」とか「過剰に反応する必要はないぜ」と教えることも大切だといつもイメージしています。コロナ禍で緊急事態宣言が出ていても、あまり気にせずに毎日外出して電車やバスで低濃度のウイルスを少しずつ浴びていた人のほうが免疫システムが強化されていたのかもしれません。以上はあくまで弱毒性のウイルスに関する仮説ですが。

このように「免疫鍛錬」に「歩行による自然免疫の強化」が加われば、弱毒性のウイルスを恐れる必要はないと考えます。

外出して歩くことで
「自然免疫」も「免疫鍛錬」も
強化しましょう。

人間はウイルスの塊

人間は約37兆個の細胞でできています。しかし人体には、細胞より多くの細菌やウイルスが内在しています。

大腸菌などの腸内細菌だけでなく、皮膚の表面にも黄色ブドウ球菌などたくさんの細菌が常在しています。さらに細菌よりも多くのウイルスが人間の体に常在していま す。人間自体が細菌やウイルスの塊《かたまり》とも言えます。**ウイルスを恐れる人が多いですが、そもそも自分自身がウイルスの塊なのです。**みんなそんな事実を忘れているように思えてなりません。

ウイルスが怖いのでスーパーに行けない、つまり屋外を歩けないという人が多くいます。しかし他の買い物客や通行人とすれ違ったりしながら、お互いに少量のウイルスに接したほうが免疫鍛錬になり、感染したときの重症化を防げていたのかもしれません。

弱毒性の少量のウイルスに曝露することで誘導されるIgG抗体は、仮にあってもわずかであり、抵抗力が大きく上がることはないでしょう。むしろ「こういうウイルスが来たよ」とリンパ球が記憶することのほうが大切だと考えます。

コロナ対策として不織布《ふしょくふ》マスクが推奨されました。マスクは他の人に飛沫《ひまつ》をかけないためのマナーとして必要なときがありますが、マスクによってウイルスの侵入を防ぐ効果は期待できません。コロナウイルスの大きさは、不織布マスクの穴の100分の1くらいですから、マスクの穴をやすやすと通り抜けることができるからです。

しかし現在でも周囲に人がいない屋外でもマスクをしている人を見かけます。歩行時の酸素不足が心配です。ことさら屋外を歩くときは、マスクを外して酸素をたっぷりと取り込むべきです。屋内でも状況によりますが、できるだけマスクをしないほうが体力や免疫システム維持には有利です。**「免疫鍛錬」という概念で述べたように、毒性の低いウイルスなら少量を時々取り込んだほうがいいと思って外出したほうが、精神的なストレスの緩和という観点からもいいと思います。**

外出頻度が低い人には免疫鍛錬のチャンスはありません。屋外をウォーキングすればば何人かの人とすれ違い、さまざまなごく少量の弱毒ウイルスを吸い込む機会が増えるかもしれません。しかしそれが免疫鍛錬になる、と思い直してください。バスや電車に乗ることも、人混みを歩くことも同じことです。

また、歩くことで肺炎も防げます。免疫鍛錬によって免疫力がアップするのはもちろん、歩くことで呼吸筋も心肺機能も鍛えられます。心肺機能が強くなると、うまく痰《たん》を吐き出すことができて、肺炎にかかりにくくなるのです。

ワクチンよりも自然免疫

新型コロナウイルスは、デルタ、オミクロン、KP.3など、次々と変異を繰り返してきました。その都度、変異ウイルスに対応するというふれこみのワクチンが用意されました。しかしウイルスはそもそも変異するものです。特にRNAウイルスは変異しやすい。それに対して何度もワクチンを接種することをおかしいと感じませんか？

新型コロナワクチンを8回も打っている国は、地球上で日本だけです。8割以上の国民が1回以上打ち、累計4億回も打った日本の接種率は世界でもダントツです。日本はワクチンの実験場になっています。

コロナ禍以降、私が約10冊の書籍で詳解してきたように、新型コロナワクチンには感染予防効果もなければ、重症化予防効果もありません。**一方、国が認定したワクチン接種後の死亡者は900人以上、後遺症患者さんは数千人にも及びます。この数字は氷山の一角であり、実態はその何十倍と推定されています。**

また、打てば打つほど、ＩｇＧ４抗体と呼ばれる悪玉抗体ができてさまざまな自己免疫疾患を起こす人がいます。さらに免疫力は確実に低下して、感染症に弱くなります。帯状疱疹（ヘルペス）などの内在性のウイルスが顔を出します。またヤコブ病やピック病になる人もいます。

国を挙げてワクチンを推奨してきましたが、史上最大の薬害として国家賠償訴訟が始まっています。新型コロナワクチンはまさに「百害あって一利なし」、としか言えません。

最近、新型コロナウイルスだけではなくインフルエンザなどさまざまな感染症のワクチンがmRNAタイプに置き換わってきています。圧倒的に簡単で安価に造れるからです。さらに、さまざまな新興感染症に対するmRNAワクチンが準備されています。

私は、自然免疫の強化がなによりも重要だと考えています。今後、本書を読まれた方は、ワクチンと称するものを打たないことを強くお勧めします。**認知症を予防したいなら、高齢者は今後、ワクチンと称されるものを打たないことです。**

コロナワクチンは百害あって一利なし。認知症予防にはワクチンを打たないこと。

ビタミンDを機能させるためにも、太陽の光を浴びよう

月刊『文藝春秋』の2024年4月号に、ワクチン問題研究会代表理事で京都大学名誉教授の福島雅典先生の、コロナワクチンの後遺症についての論考が掲載されました。また、同研究会理事のこだま病院理事長の児玉慎一郎先生は、ワクチン後遺症の方は血中のビタミンDが低下しており、ビタミンDを補充したら症状がよくなったというデータを発表されました。

ビタミンDには不活性型と活性型があり、活性型になってはじめて効果を発揮します。食事やサプリメントで摂ったビタミンDは不活性型であり、それを体内で活性型に変えることで機能します。ビタミンDは太陽光の紫外線の力によって皮膚の中でコレステロールを原料にしても作られます。**太陽の光を浴びることは、ビタミンDの働きのために重要です。**

いくら肉や野菜からビタミンDを摂っても、屋内に閉じこもり紫外線を浴びなければ

ば、ビタミンＤは機能を発揮できません。コロナ後遺症やワクチン後遺症に悩む人こそ太陽光を浴びながら、ゆっくりでもいいのでこまめに外を歩くことが重要です。

そもそも、太陽光は人間の大事なエネルギー源です。太陽光は、太陽から届く光の粒子です。波長の長い光は赤外線で、赤外線ストーブでイメージできるように浴びたものを温める効果があります。絶対零度以上であれば、生命体に限らず物質は温度に応じた赤外線を出しています。コロナ禍において飲食店や百貨店や空港にサーモグラフィが設置されましたが、これは赤外線を感知して体温を推定する機械です。

赤外線はエネルギーの一つです。人間は食べ物と酸素からエネルギーを得ていますが、太陽光を浴びることによって、エネルギーをチャージしています。

石原結實《ゆうみ》先生は、『「体を温める」と病気は必ず治る』（三笠書房）という本を出していますが、体を温めることはどんな人間にとっても大切なことです。猛暑を避けるのは当たり前ですが、太陽光を浴びることは、人間がエネルギーをチャージするうえで、とても重要です。

歩くことでがんが改善した！

最近、増えているがんがあります。乳がん、膵臓《すいぞう》がん、それと白血病や悪性リンパ腫などの血液のがんで亡くなる方が増えています。死亡統計ベースなので事実です。そもそもがんは遺伝子に傷がつくことで発症する病気ですが、免疫が深く関係しています。

人間の体内では細胞分裂が繰り返されています。ＤＮＡはコピーされる度に、一定の確率でコピーミスが起きます。そのミスを修復する仕組みも備わっていますが、ミスがいくつか重なると細胞レベルで発がんします。がん細胞は非自己という旗を掲げているので体内で免疫システムからは異物とみなされます。それを排除するために免疫システムが作動します。

具体的には、まずはマクロファージやＮＫ細胞などの免疫細胞が異物を攻撃します。そもそも人間はそうした監視システムを持っています。まるでモグラたたきのように免疫のチカラで「がんの芽」をつぶしてくれています。これは「がん免疫」と呼ばれています。

しかし、こうしたがんに対する免疫システムが低下しているとがん細胞の増殖を許してしまい、ついにミリ単位の塊にまで育つと医療機器で検出できます。つまり免疫機能の低下ないし破綻《はたん》に伴い、がんは大きくなり可視化されます。

従ってがん免疫機構を機能させるためには、免疫力、特にがん細胞に対する自然免疫が重要と言えます。自然免疫を高めるためには、屋外を歩くことです。最も身近で誰でもできることです。歩行には自然免疫を高める効果があります。

私は、ステージⅣのがん患者さんが、抗がん剤治療を止《や》めた後に、積極的なウォーキングやボランティア活動によって明らかに改善し予想以上に長生きしたケースを2人診たことがあります。ひとりはステージⅣの肺がんの患者さんですが、歩行で腫瘍《しゅよう》マーカーが10分の1以下に下がりました。ある時点から毎日外を歩き、野菜作りをし、太陽を浴びる生活に変えました。最終的にご自宅で看取《みと》らせていただきましたが、前医の余命告知の3倍くらいの期間、元気に過ごされました。

もうひとりは、ステージⅣの膵臓がんの患者さんでした。最初から抗がん剤を拒否して、ボランティア活動や世界旅行に出かけて、真っ黒く日焼けしたお顔のままで旅立たれました。

自然免疫を高めることでがんが退縮したり、一時的かもしれませんが共存できることを学ばせていただきました。

ステージⅣのがんでも、
太陽の光を浴びて歩くことで
改善する人がいます。

第6章

歩行と脳は、関係している

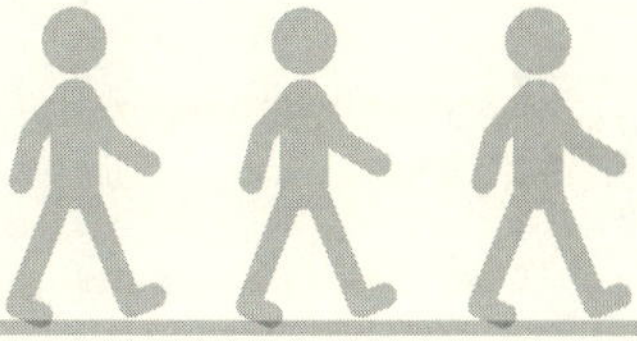

筋肉は脳にメッセージを送っている

歩行と脳が深く関係していることはあまり知られていません。

一般的には、歩行と脳は別のものとして捉えられています。医療分野でも、脳は脳外科、神経内科、精神内科と細分化され、歩行を運動と捉えるならば整形外科が担当するといった形で、とにかく細かく分けられてしまっています。歩行と脳機能の両者を一体で診てくれるような診療科はありません。

まず歩行と脳の関係を知ってください。脳が筋肉に命令を出すことによって歩くことができるという一方的な関係だけではなく、**歩くことによって筋肉から脳や腎臓などにミオカインと呼ばれる「メッセージ物質」が送られています**。脳が筋肉からのメッセージを受け取るという、双方向の関係にあります。

メッセージ物質とは、細胞から分泌されるサイトカインと呼ばれるホルモンと同じような物質です。かつて『ＮＨＫスペシャル』で運動について取り上げられたときに、「メッセージ物質」という言葉が使われました。おそらくＮＨＫによる造語だと思われますが、サイトカインという言葉では視聴者に伝わりにくいので、わかりやすくメッセージ物質と言い換えたのでしょう。メッセージ物質という言葉の通り、細胞や組織や臓器から発せられるさまざまなメッセージを伝える物質です。

歩行で筋肉に負荷がかかると、筋肉からメッセージ物質が出され血流に乗って脳に届きます。脳と筋肉は盛んに会話しています。仮に脳を親分、筋肉を子分にたとえるならば、親分が子分に「こうやって動いてくれ」と命令を出します。子分はその通りに動きますが、子分の側からも親分に対して「親分も頑張ってください」という応援メッセージのようなものを送ります。そうすると、親分は「よっしゃ、もうちょっと頑張るわ」といった形で、いっそう頑張るというような感じをイメージします。要は**適度な歩行により、脳と筋肉が励まし合うような関係性が構築されます。**

臓器と臓器の会話を「臓器相関」と呼びますが、筋肉と脳、骨と脳も会話をしながら生体は良好に保持されます。

歩行習慣で知力が向上する

「文武両道」という言葉がありますが、運動をすると知力も鍛えられるという効果があります。中高生は、塾にだけ通っていても知力は高まりませんので、運動をすることが大切と昔から言われています。ゴルフやダンスに励む高齢者も同様です。

かつて、脳トレドリルが一世《いっせい》を風靡《ふうび》しました。しかし残念ながら、脳トレドリルを使ってもあまり効果が期待できないというのが、今では専門家たちの一致した見解になりました。**脳トレドリルは自分の脳の衰えをチェックする道具だと考えてください。**

たとえば、「この絵とこの絵はどう違うでしょう」という間違い探しがあります。これを子供と一緒にやってみると自分の脳の状態がよくわかります。子供はすぐに間違いを見つけられますが、大人はかなり時間がかかります。時間をかけても間違いを見つけられないようであれば、「だいぶ脳の認知機能が落ちているな」と気づくことができます。

脳トレドリルに費やす時間の、せめて半分でいいですから、歩行に充《あ》ててほしいと思います。

神経細胞は増やせることがわかってきた

「神経細胞は特殊な細胞だから、一度死滅したら再生しない」というのが昔の常識でした。私もそのように教わりました。ところが、近年、神経細胞は再生される、と常識が180度変わりました。

BDNF（Brain-Derived Neurotrophic Factor：脳由来神経栄養因子）が発見され、その働きによって脳の細胞の再生が促されることがわかりました。運動療法によりBDNFが出て再生を促すのです。

これまで、脳の神経細胞を再生させるためにいろいろな試みが行なわれてきました。ノーベル生理学・医学賞を受賞した山中伸弥先生が開発したiPS細胞を脳に直接注入する試みもされているようですが、治療法としてまだ確立していません。しかし、こまめな運動をするだけで脳の神経細胞が再生されます。お金も時間も手間もそんなにかかりません。

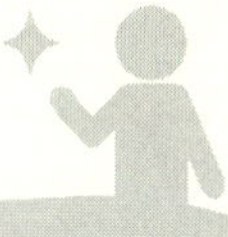

歩くことで脳の神経細胞は再生します。
脳トレする時間があるなら歩きましょう！

海馬の大きさと認知機能はあまり関係がない

海馬は、タツノオトシゴのような形をした脳の一部です。**海馬の役割とは、「短期記憶の仮置き場」と考えてください。**

たとえば、昼食を食べると「昼食にこれを食べた」という記憶はとりあえず海馬に置かれます。その夜、寝ている間に海馬から大脳皮質にその記憶は転送されて、そこに固定されます。個人のパソコンにいったん保存しておいたデータが、退社後に会社のホストコンピュータに転送されるようなイメージです。大脳皮質に固定された記憶は長期間、半永久的に保持されます。

高度認知症の患者さんでも、子供のころの記憶を鮮明に覚えていたりするのはそういうことです。記憶の置き場が短期と長期ではまったく違うのです。一方、幼少時の記憶は鮮明に保たれていても、「今日の昼に何を食べたか」という短期記憶は保てないのが認知症です。それは海馬という記憶の仮置き場の細胞数が減っているということです。短期記憶ができなくても昔の記憶だけ残っていることを多くの人は不思議がりますが、そういうことです。

ＭＲＩ画像上の海馬の体積を測定するソフトがあります。脳を細かくスライスしたＭＲＩ画像体積を自動計算するＶＳＲＡＤ《ブイエスラド》（Voxel-based Specific Regional Analysis System for Atrophy Detection：早期アルツハイマー型認知症診断支援システム）です。

ＶＳＲＡＤを使えば、海馬の萎縮《いしゅく》の程度が簡単にわかります。そして海馬の萎縮だけで認知症という烙印《らくいん》が押されることもあります。しかし、人間の認知機能は、脳や海馬の萎縮度合の体積だけで評価していいものではありません。もし体積だけで機能が決まるというのであれば、帽子のサイズが大きい人ほど頭が良いということになります。ＳサイズよりもＬサイズの帽子の人のほうが頭が良いということはありません。脳や海馬の大きさと脳の機能は、ある程度は関連する場合もありますが、そうでない人もいくらでもいます。画像上の大きさと機能は基本的に別ものと考えるべきです。

私は、いろいろな認知症患者さんの脳や海馬のCT画像を見てきましたが、海馬が大きくても認知症が進んでいる人もいました。逆に、海馬はすごく小さくなっているけれども、認知障害がまったくない人もいました。

海馬が萎縮しても認知機能は改善できる

短期記憶は海馬の萎縮というよりも、海馬の機能の問題です。

前述したように、認知症の人は、脳の一部の機能が低下しているだけで、できることはたくさんあります。75ページで紹介した若年性認知症の丹野さんは、二つのことができなくなっているだけです。「昨日何をした」というような短期記憶と、移動中に方向がわからなくなって駅での乗り換えなどができないことです。周囲の人と良好なコミュニケーションをとることはできますし、ユーモアたっぷりの講演もできますし、本も書けます。

生活全般ができなくなるのは、認知症の終末期の状態です。そこに至らなければ、会話もできますし、本も読めますし、工夫をすれば仕事もできるのです。感情の働きも保たれます。

高度の認知症と言われても、海馬がかなり萎縮していると言われても、人間としての多くの機能が維持されていますから、医者から脅《おど》かされても悲観的になる必要はありません。また、脳の神経細胞が再生することもわかってきていますので、**こまめな歩行という運動療法で認知機能を改善することは可能です。**

認知機能改善のためには、一にも二にも運動なのです。

ただ中高年は、ランニングなどの過度な運動によって膝や筋肉などの運動器にダメージを与えてしまうことがあるので、歩行が超お勧めです。認知症やＭＣＩ（認知症予備群）と言われた人でも、毎日歩くだけで認知機能が回復します。

以下のような研究結果もあります。

アメリカのデューク大学の研究チームは、平均65歳のＭＣＩのある方１６０人に、6カ月間、それぞれ運動や食事療法を行なってもらい、その結果を比較しました。

軽度認知障害はウォーキングと食事で改善できる

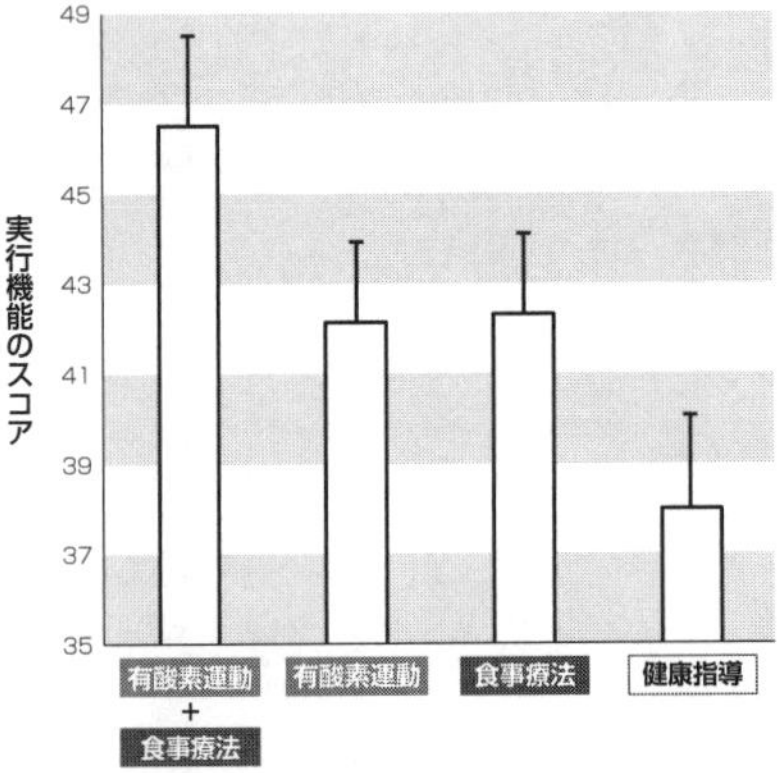

※有酸素運動は週３回。10分間のウォーミングアップ後、35分間のウォーキングまたはサイクリング

有酸素運動と食事療法の組み合わせが
軽度認知障害患者の実行機能を最も改善させた

Blumenthal JA, et al. Lifestyle and neurocognition in older adults with cognitive impairments. Neurology 2019 Jan 15;92(3):e212-e223. doi: 10.1212/WNL.0000000000006784. Epub 2018 Dec 19.PMID: 30568005. を元に作成
出典：大谷義夫著『1日1万歩を続けなさい』（ダイヤモンド社）

　すると、有酸素運動を行なったグループには、実行機能（段取りよく料理をする、予算内で買い物をする、マニュアル通りに機械を操作するなど）の改善がみられ、特に有酸素運動と食事療法を組み合わせたグループはこの傾向が顕著でした。[※1]

高度の認知症と言われても、
海馬がかなり萎縮していると言われても、
できることはまだまだたくさんあります。

睡眠中に脳内のゴミが掃除される

前述しましたが、認知症の人は脳内にアミロイドβというゴミが溜まっています。しかしアミロイドβが溜まる理由はまだ充分に解明されていません。ゴミが溜まると脳の細胞が減り、「萎縮」に至ります。**脳細胞内に溜まったアミロイドβは、夜間睡眠中に細胞内から血流に排出されます。**家庭ゴミの収集車と同じようなイメージです。ですから睡眠の質を保つことが肝要です。睡眠の質とは具体的には、レム睡眠とノンレム睡眠で構成される睡眠リズムを一晩に4～6回繰り返すことです。

アミロイドβが脳内に溜まらないようにする薬剤や、すでに溜まってしまったアミロイドβを脳から排出するのを促す薬剤も開発が試みられていますが、どちらもあまりうまくいっていないようです。

繰り返しになりますが、アミロイドβの排出に効果があるのは、睡眠です。パソコンも使い続けているとゴミが溜まり動作が遅くなるので、時々クリーンアップが必要です。それと同様に、脳内もクリーンアップが必要なのです。そのクリーンアップは、寝ている間に自動的に行なわれています。

この30年くらい、アミロイドβをターゲットとした治療の研究が行なわれてきましたが、限界があることがわかってきました。そして最近はミエリンと呼ばれる脳の神経の鞘《さや》をターゲットにした治療戦略のほうが近道ではないかと言われ始めています。

脳内のゴミとしてアミロイドβ以外にタウタンパクがあることがわかっています。いずれにせよ、ゴミの蓄積が認知症の原因になるので、とにかくゴミを蓄積させないように、睡眠や歩行などの生活習慣が重要です。

睡眠薬を常用すると、認知症リスクが高まる

不眠に悩む患者さんから、「睡眠薬を出してください」とよく言われます。ただ、高齢者やフレイルの人への睡眠薬はさまざまなリスクがあります。

高齢者の中には、睡眠薬を飲んで眠り、夜中にトイレに起きたときに、ふらついて

転んでしまったという人がけっこういます。

実は、多くの睡眠薬には、筋肉を弛緩《しかん》させる作用もあります。高齢者やフレイルの人は、そもそも筋力が低下しているうえに、筋肉が弛緩するとさらに転びやすくなってしまいます。

日本では、主に4系統の睡眠薬が処方されています。日本で一番よく使われている睡眠薬はベンゾジアゼピン系です。「ハルシオン」や「レンドルミン」が代表的な商品名ですが、これらは筋弛緩作用があるのでくれぐれも注意してください。

睡眠薬は、依存性の問題も指摘されています。

最初は「眠れないときに飲もう」と思っていた人が、いつの間にか「睡眠薬を飲めば眠れる」という感覚に変わり、やがて「睡眠薬を飲まないと眠れない」となっていき、睡眠薬依存症になってしまいます。ベンゾジアゼピン系の睡眠薬は依存症になるリスクがあるとずっと言われています。しかし薬価が安いので安易に処方されていますす。

ベンゾジアゼピン系の睡眠薬を常用すると、認知症になりやすいという研究もあります。イギリスでの研究によると、ベンゾジアゼピン系の睡眠薬を常用していた男性は、常用していない人の3・5倍、認知症の発症リスクが高かったと報告されています。

自然な眠りのために、歩行が重要

睡眠には周期があり、レム睡眠とノンレム睡眠の2種類が繰り返されています。

レム睡眠は、目を閉じていても眼球が素早く動いている状態です。体は休息していますが、脳は活発に活動しています。夢を見るのはレム睡眠のときです。一般的に、レム睡眠は「浅い眠り」と言われています。

一方、ノンレム睡眠時には脳の活動も低下しています。ノンレム睡眠は「深い眠り」であり、成長ホルモンが分泌されていると考えられています。

レム睡眠とノンレム睡眠がワンセットで、若い人は計90分くらいと言われています。この90分くらいの周期が一晩に数回、繰り返されます。入眠するとまずノンレム睡眠に入ります。最初に訪れるノンレム睡眠のときが一番深い眠りに達します。

数十分後には眠りが浅くなり、短いレム睡眠に移行します。このワンサイクルが約90分と言われています。この周期を一晩に数回繰り返すそうですが、2回目、3回目の周期ではノンレム睡眠は1回目のノンレム睡眠より浅くなってきます。

1回目が一番深い眠りにまで行き、2回目は1回目ほど深い眠りまで行かず、3回目は2回目ほど深い眠りにはならず、明け方になってくると、浅い眠りのレム睡眠の時間が長くなってきて、ほどなく目が覚めます。

このように一定の睡眠リズムを保った睡眠が「良質な睡眠」と言われています。睡眠時間の長短がよく議論されますが、あくまで量より質です。睡眠時間はかなり個人差があります。しかし6時間以下や10時間以上など極端な睡眠時間はよくない、と言われています。

ところが、睡眠薬を飲んだ場合は、良好な睡眠リズムが得られません。つまり自然な眠りとはかなり異なっているということです。

前述したように、睡眠薬を常用している人は、認知症発症リスクが高くなる可能性が示唆《しさ》されています。**認知症のリスクを下げるためには、睡眠薬を使わない自然な眠りが大切です。**すでに長く服用されている方は減薬や断薬を考えたほうがいいと思います。その詳細は、拙著『薬のやめどき』（ブックマン社）で述べた通りです。

自然な入眠には、心地よい疲労が必要です。昼間に適度に歩くことで心地よく疲労し、睡眠の質が改善され、認知症リスクが減ります。

太陽の光を浴びて、体内時計を整える

脳には松果体《しょうかたい》という部位があります。大きさはグリーンピースくらいの小さな臓器で睡眠に関連しています。松果体は、メラトニンという睡眠ホルモンを作る部位です。認知症といえば海馬ばかりが注目されがちですが、認知症は睡眠障害であるという視点からみれば、松果体の働きもとても重要です。

一日のリズムとして、活動時間帯の昼間には眠くならずに、夜に眠くなるために、睡眠ホルモンのメラトニンは主に夜に分泌されます。そのためには太陽の光が重要で

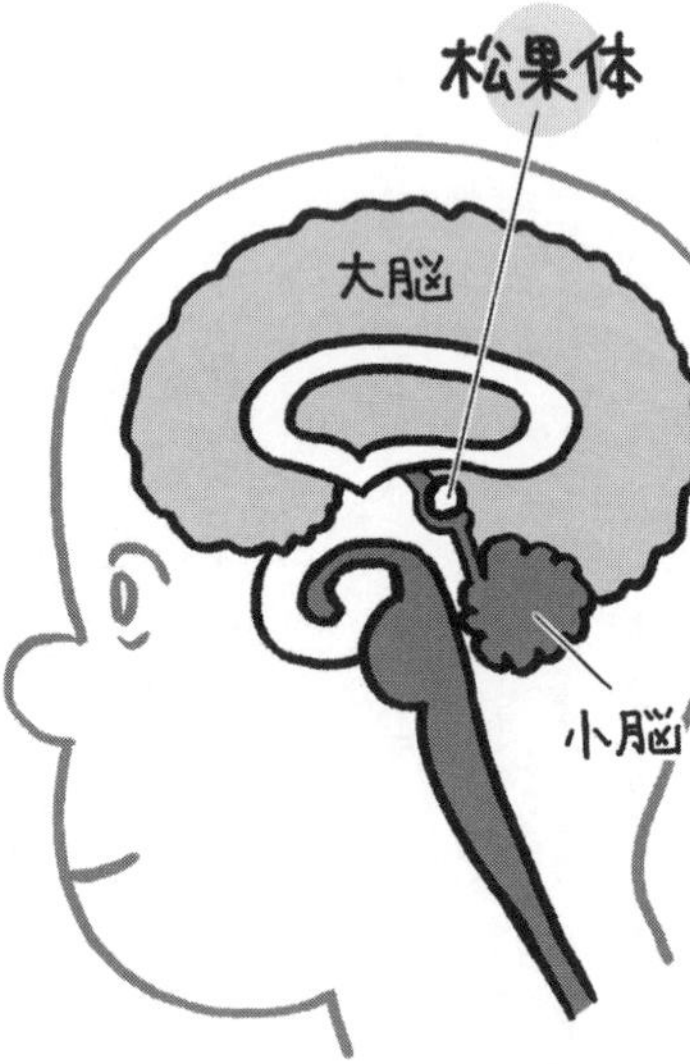

松果体の位置

す。

人間の体内時計は約25時間周期とされ、自然界の24時間周期とは1時間ズレています。毎日、1時間ずつ時差が生じています。それをリセットするのが、朝一番の太陽光です。ですから、まったく光が入らない独房に閉じ込められると、毎日1時間ずつズレていき、2週間後には昼夜が逆転してしまいます。

ですから、**朝起きたらカーテンを開けて太陽の光を浴びることが重要です**。こうした体内リズムは時間医学という分野で研究が進んでいます。

太陽光を浴びると脳内でセロトニンという神経伝達物質が分泌されます。セロトニンについては後に詳述しますが、「幸せホルモン」と呼ばれているものです。

わかりやすく言えば、太陽の光を浴びると、それだけで幸せな気分になるということです。前述しましたが、**私は、太陽の光をたくさん浴びて幸せそうな顔貌《がんぼう》を「セロトニン顔」と呼んでいます。セロトニンは、睡眠ホルモンであるメラトニンの材料になります。**朝から日中にかけて脳内にセロトニンがたくさん分泌されると、夜にメラトニンが分泌されやすくなります。朝7時に太陽の光を浴びれば、その15時間後の夜10時くらいには、睡眠ホルモンが出てきて、自然に眠たくなります。

朝、太陽の光を浴びながらの散歩は気持ちがいいものです。その結果、睡眠の質が高まり、認知症のリスクは減少します。

太陽の光を浴びて歩くことで、
睡眠の質は改善し脳内のゴミは掃除されます。
睡眠薬を使うと、
「自然な睡眠リズム」ではなくなります。

第7章

歩くだけで、認知症予防になる

2500人を看取って気がついたこと

私はこれまで多くの人を看取らせていただきました。医師になり11年間の病院勤務で1000人以上、そして開業後は在宅医療で1500人以上と、40年間の医者生活で2500人の最期を診てきました。

町医者は病気が発症した段階から患者さんを診察します。そのため、発症時から亡くなるまでの長い期間、診てきた患者さんが少なくありません。病院では自分の診療科の病気しか診られませんが、町医者は総合的に診るため、多種多様な病気を終わりまで診ました。また、20歳から105歳の高齢者まで、幅広い年代の人たちの生活習慣や最後の生活に接してきました。

その経験から思うことは単純です。「**歩かない人は早く亡くなる**」。それが私の実感です。

データはないので歩行と寿命の関係を科学的に解説することはできません。単なる個人の感想です。

あまり歩かない人は、自然免疫が低下し、生活習慣病、特に糖尿病やその合併症、骨粗鬆症《こつそしょうしょう》や骨折、肺炎などの感染症、がんなどさまざまな病気になりやすく、結果的に寿命が短いのだろうと推測しています。

中高年以降のランニングは危険

健康のためにとランニングを始める人がいます。しかし中高年以降のランニングなどの過度な運動は、怪我や最悪の場合、突然死などで命を縮めるリスクがあるので、お勧めしません。

ランニングは、着地時に膝や足首の関節に大きな負荷をかけます。体重60キロの人が歩行時に片足にかかる負荷は60キロくらいですが、走るときは１８０キロくらいだそうです。普段あまり歩いていない中高年の人は足の筋肉量が落ちているので、１８０キロの負荷が加わってしまうと転倒や怪我をする可能性があります。一方、歩行時の膝への負荷は軽く、歩き方によっては太ももの前側の筋肉（大腿四頭筋《だいたいしとうきん》）が鍛えられます。

過度な運動は命を縮める

走ることは、歩くことと違って、心臓や肺にも非常に大きな負荷がかかり、呼吸も苦しくなります。全国各地でのマラソン大会では、時々心肺停止者が出て、ＡＥＤ（自動体外式除細動器）で蘇生《そせい》しています。命をかけてまで走る意味はないと思います。しかし昔マラソンをやっていた人の中には、「また走ろうかな」と言う人がいますが、私はそういう方に対しては「走ったら死にますよ」とちょっと脅かしてきました。そのように仰る方の話をよく聞くと、マラソンをやっていたのは30年、40年前の話。その後走っていなかった人が突然走ったら危険です。

歩行などの適度な有酸素運動は有益です。しかしランニングなどの過度な有酸素運動では活性酸素が発生します。活性酸素とは、酸化作用の高い有害な酸素です。活性酸素が増えると細胞がさびて老化を早めます。

歩行のような適度な運動は免疫力強化になりますが、マラソンのようなハードな有酸素運動をすると、活性酸素が出すぎて免疫力は下がります。中高年以降のランニングは、運動による健康効果より、体へのダメージのほうが大きいと思います。中高年は適度な有酸素運動を毎日こまめに続けるほうが有益です。

適度な負荷がかかる運動にとどめる

人によって適度な歩行速度は異なります。その人に合った速度で、適当な距離を歩くことが大切です。その「適当」にはかなり個人差があります。またその日の体調や忙しさ、気候条件にもよります。**本書で言いたいことは、「心地よいと感じる速さと距離」をこまめに歩くことです。**そもそも歩行は快楽です。

以前、私のクリニックに、毎朝10キロメートルくらいの距離にある山に登ってから来られる後期高齢者の患者さんがいました。往復だと20キロと相当な距離です。毎日、歩行距離を自慢していましたが、さすがに、止めにかかりました。

実はその患者さんは、躁病《そうびょう》（気分が異常に高揚し、じっとしていられなくなったり怒りっぽくなったりする状態）でした。躁状態で精神科病院に入院して、躁病の薬の副作用で認知症になってしまった方でした。最後は寝たきりになって、亡くなりました。あまりにも長い距離を歩くことはよいことではありません。止めても止めない人は精神病の可能性があります。

過ぎたるはなんとかです。やりすぎは必ず体にダメージを与えます。少量の歩行をコンスタントに続けることが重要です。

芸人さんでも、一気に売れて大人気になっても一発屋で終わってしまう人がいる一方で、そこまで人気は出ないけれども、演芸場にコンスタントに出続ける芸人さんもいます。後者の芸人さんのように、コンスタントに出続けるようなイメージで、毎日少しずつウォーキングを続けることが大切です。一気に長距離を歩くのではなく、習慣にして少しずつでもいいから続けることが大切です。

動物でも、ずっと走り続けている動物はいません。チーターでも犬でも猫でも、ある程度の距離を走ったら、休んだり寝転んだりしています。鳥もずっと空を飛んでいるわけではなく、木の枝で休んでいます。どんな動物も運動し続けることはなく、インターバルをとっています。

人間の歩行も、ずっと歩き続けるのではなく、時々、休息やゆっくりした歩行をはさんでください。焦らず、慌てず、休みを入れながら、ゆったり楽しく歩きましょう。

ランニングなどの
激しい運動を行なうのはかえって危険。
歩くことを習慣にして、
少しずつでもいいから
歩き続けることが大事です。

歩行を「移動」と考えてみるといい

「歩くのは大変そうだ」と思って、歩こうとしない人がたくさんいます。大変に思う人は、**歩くことを「移動」と考えてみてはどうでしょうか。**

旅行でも、映画でも、買い物でも、通勤でも、何でもいいのですが、移動をすれば、歩くことが伴います。「歩かなければいけない」と思うと嫌になるかもしれませんが、用事を作って移動をすれば、自然に歩くことになります。無理に歩こうとしなくても、移動だと思えばいいのです。

仕事をしている人は外出せざるを得ません。電車やバスに乗り、職場でもある程度の距離を歩くことになります。

問題は仕事をしていない高齢者です。用事を作ることが大切です。出かける場所を作れば、移動せざるを得なくなり、歩くことができます。**「用事を作ること」が歩くためのポイントです。** たとえば、次のような用事を作ってみるのもいいのではないでしょうか。

・人と会う約束をする
・会食の誘いに乗る
・買い物に行く
・映画を観に行く
・コンサートに行く
・フィットネスクラブに行く
・ゴルフに行く
・文化教室に行く
・趣味の会に入る
・地域の会に入る
・花見に行く
・旅行をする　……

こういった予定を作り、人と会う約束をすることが大事です。

女性の場合は、高齢になっても比較的社交的な人が多いようです。近所の人ともつきあい、人に会う機会をうまく作って、定期的に外出します。

一方、男性の場合は、仕事上のつきあいしかしてこなかった人も多く、仕事以外の人との人づきあいがうまくできない人もいます。買い物に出かけたりすればまだいいのですが、買い物にも出かけず、家の中にいてテレビで相撲《すもう》や野球をずっと観ている人もけっこういます。

人づきあいがあまり好きではない人は、買い物や趣味など何か出かける用事を作ることが重要です。自分の興味のあること、好きなことをするために出かけることが、歩く機会を生んでくれます。

「教育」と「教養」という言葉をもじって、「今日行く」「今日用（今日の用事）」が大事だと言われています。今日行くところがあり、今日用事があることが重要なのです。歩く機会を増やすために、「今日行く」「今日用」を作ってみましょう。

歩数や時間は気にしなくていい

「毎日、歩いてください」と言うと、怒り出す患者さんがいます。「散歩でいいんですよ」と言い直すと、「えっ、散歩でいいんですか?」と受け入れてくれます。

歩く習慣を身につけるには、歩くことをあまり難しく考えないことが大切です。**歩数も時間もまったく気にする必要はありません。**

スマートフォンを出して歩数の表示された折れ線グラフを見せてくれる患者さんがいます。「今日は、○○歩、歩きました」とか「地球を半周しました」と、うれしそうに話してくれます。こういったデータに達成感を感じながら歩くのもいいでしょう。

しかし歩数や時間を気にしないで、空いた時間にこまめに歩くことをお勧めします。歩数も、距離も、速さも、時間も一切気にしないし、歩く場所もこだわらない。悪天候で外出できないときは部屋の中や家の廊下や階段を歩く。歩ける時間があれば、ちょっと歩いてみるということです。

歩数や時間にこだわらずに、場所も気にせず、ちょこちょことこまめに歩くことを、私は「ちょこまか歩き」と呼んでいます。

3分でも1分でもいい——「ちょこまか歩き」のすすめ

「30分間ずっと歩かなければいけない」「外に出て1時間歩かなければいけない」などと思い込んでいる人ほど、「歩く時間などないです！」と言い訳をします。

私が**「いやいや、3分でもいいんですよ」「いや、1分でもいいんですよ」**と言うと、「えっ?」と驚いた顔をされます。

1分の歩行、3分の歩行を、一日の中で何度も繰り返せば、けっこう多くの時間になります。合計で何分になったかを気にする必要もありません。スキマ時間を見つけて、ちょこまか歩くだけでいいのです。

外出するときに、駅まで歩いたり、バス停まで歩いたりするだけでも、それなりの歩行をしています。用事がなければ、「ちょっと公園まで行ってみよう」という程度でもいいのです。

パーソナルトレーニングジムをチェーン展開しているライザップが「チョコザップ」というコンビニジムを始めたとき、私は、賢いネーミングだなと感心しました。スキマ時間にちょこっと運動ができるというサービスです。

「チョコザップ」は普段着でいいそうですね。普通のフィットネスクラブでは着替えなければいけません。それを面倒くさいと思ってしまう人もいますが、普段着で運動ができるならば気軽に通えます。

「チョコザップ」の発想は、私が言う「ちょこまか歩き」と同じです。

ちょこまか歩きは、スキマ時間に歩くもの。着替える必要もありません。普段着のまま、少し歩くだけです。

時間や歩数を気にする必要はありません。
ちょっとした用事のための「移動」や、
散歩という形で、歩くことが大事なのです。

歩行は、習慣化が大切

歩くことが習慣化されていない人は、雨が降っただけで、「雨に濡れるのが嫌だから、外出はやめよう」と思い、歩かなくなります。

一方、歩くことが習慣化されている人は、「傘を差して出かけよう」「アーケードの中を歩こう」などと考えて、雨が降っても外出します。**歩く習慣ができてしまえば、どんなときでも工夫して歩くようになります。**歩く習慣がある人とない人では、結果的に歩く距離も、歩く時間も、そして人生もまったく違ってくるのです。

道はずっと平坦《へいたん》とは限らず、坂道や階段に行き当たることもあります。もしも階段に出合ったら、絶好の筋トレの機会と受け止めて、階段を上り下りするといいでしょう。

筋肉は鍛えなければ増えることはありません。ハードな筋トレをする必要はありませんが、特に中高年は筋肉を意図的に動かさないと衰えます。筋肉量が減ることが老化そのものであり、フレイルにもつながります。しかし筋肉を動かせば、筋肉量を維持できます。もしもそこに階段があれば、絶好の筋トレの機会だと思いましょう。

駅やビルでは、エスカレーターやエレベーターを使う人が多いですが、もし余裕があれば階段を使いましょう。外出するときは少し早めに出ると、余裕を持って駅で乗り換える際には階段を歩く時間ができます。

急いで上り下りする必要はなく、人のあまり通らないスペースを使って、自分のペースでゆっくり上り下りすればよいのです。適度な負荷は筋肉にプラスです。トレーニングジムのウォーキングマシンは平らなところでも充分効果がありますが、もしも余裕があれば少し傾斜をつけて歩くのもいいでしょう。

日常生活では階段を歩くだけでも立派な筋トレになります。街中でも、駅でも、会社でも、自宅でも、階段のある場所はたくさんあります。世の中、トレーニング場だらけです。東京の地下鉄のホームは「これでもか」というくらい深いところにありますから、階段をうまく利用しながら筋トレするのもいいでしょう。

ただし、雨で床が濡れていたら注意してください。バランスよく足を着かないと、転倒してしまいます。階段を降りるときにコケる人は少なくありません。膝の悪い人はみな「階段を降りるときがつらい」「降りるときが怖い」と言います。降りるときはゆっくりと降りてください。

歩行は、全身の筋肉トレーニングになる

歩くことは足だけの運動のように思うかもしれませんが、ひねりが入った全身運動そのものです。全身の筋肉を使いながら体を左右にひねらないと前に進めません。無意識のうちに体を左右にひねり、それに伴って、左右の腕も交互に前後に動かしているはずです。

少し速く歩こうと思えば、左右の腕を勢いよく前後に動かし、体をしっかりひねらないと速く前に進めません。ロボットのように体を正対したまま、足だけ前に出してもうまく進めません。歩行には左右の腕の動きと骨盤のひねりを必ず伴います。足腰だけでなく、全身運動であることを意識してください。実は、頭を支えるために首の

周囲の筋肉も使います。**歩くことは、全身の筋肉のトレーニングになるのです。**

1日1万歩歩かなくてもいい

「1日1万歩が目標」などとよく言われますが、1万歩歩くためには、1時間や2時間ほどもかかります。

「1時間も時間をとれません。そんな時間はありませんよ」と言う人はよくいます。

私がお勧めしているのは、1日20分です。20分というのは、「数字で目安を示してほしい」と言われるので、目安として示しているだけです。20分にこだわる必要はまったくなく、10分でも構いません。「スキマ時間があればこまめに歩く」という習慣があれば、何分でも大丈夫です。**5分でも、3分でも、1分でもいいんです。**

「1分でもいいですよ」と言うと、今度は「そんなに短い時間でいいんですか？」と必ず聞き返されます。1分という時間は、短いように思われていますが、けっこう長いです。

1分あればかなりのことができます。2024年のパリオリンピックの男子競泳自由形100メートル決勝で、金メダリストのタイムは、46秒40でした。

試しに1分間歩いてみるとわかります。1分間の歩行でも、かなりの距離を進めます。だいたい80メートルくらい歩けると言われています。ですから、1分は決して短い時間ではありません。それが積み重なれば、かなりの歩行距離になるはずです。

自分が気持ちいいと思うスピードで歩けばいい

早歩きを勧められることがありますが、歩くスピードはあまり気にする必要はありません。自分が気持ちいいと思う速度で歩けばいいだけです。

気持ちいいと思うスピードで歩こうとすると、自然にある程度のスピードになっているはずです。なぜかと言うと、人間にとって遅く歩くことはけっこう難しいからです。

もしも「100メートルを20分かけて歩いてください」と言われたら、かなりつらいでしょう。１分半くらいで歩ける距離を20分もかけて歩くのはむしろ苦痛です。歩くスピードは気にせず、心地よいスピードで、楽しく歩きましょう。

慢性心不全や狭心症など心臓に持病がある人は、早歩きで心拍数が上がると危険です。心拍数が１４０を超えると不整脈や狭心症の可能性が高まります。**心拍数は１１０以下に保つくらいのつもりで歩いてください。**

ただし、いちいち心拍数を測りながら歩く必要はありません。一つの目安として、鼻歌が歌える程度、あるいは、隣の人と会話ができる程度であれば、心拍数は１１０を超えていないはずです。

心地よいと思えるスピードで、無理のない程度に歩いてみてください。疲れてきたら、ペースを落とすか、休みを入れましょう。つらくなったら、やめてください。

胸を張って歩くと、歩く効果が高まる

歩行習慣が身につくまでは、**時間も、速度も、気にせずに歩いてください。そして歩行の習慣がついたら、次は姿勢を気にしてください。**

背筋を伸ばし、胸を張り、肘《ひじ》を少し曲げて引くのを意識しながら歩いてみましょう。

「脊椎ストレッチウォーキング」をお勧めします。これも胸を張って歩く方法の一つですが、胸を張るというよりも、背筋により意識を置いた歩き方です。パリコレクションのモデルさんになったようなつもりで、背筋を伸ばして歩きます。

この脊髄ストレッチウォーキングのポイント①は、下腹を下から持ち上げるようにして歩くこと。ポイント②は、頭頂部をひもで引き上げられたようなイメージで、背筋をしっかり伸ばし、軽く胸を張ること。

ポイント③は、膝を軽く伸ばし、足先を引き上げ、かかとから着地し、着地したか

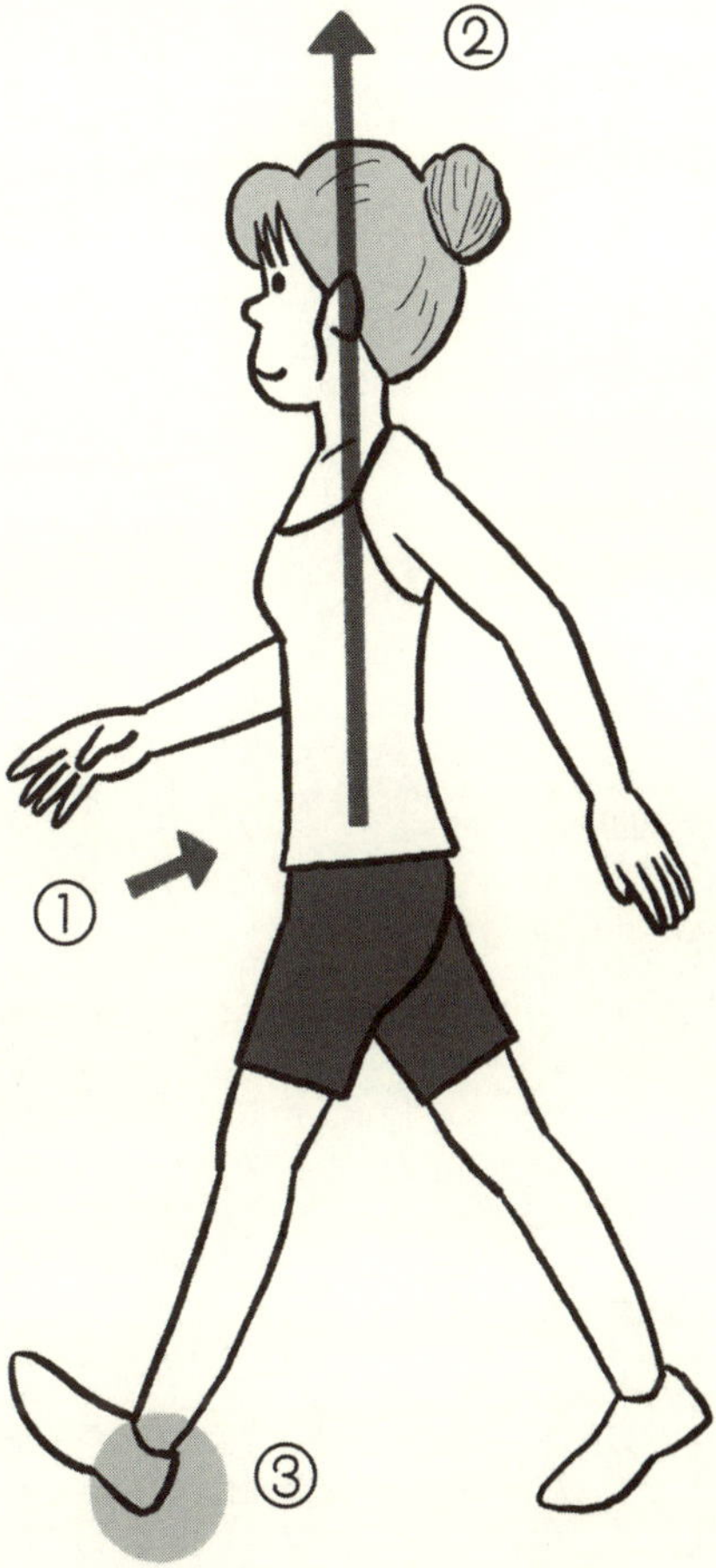

脊椎ストレッチウォーキング

かとの上に素早く腰を乗せていくことです。

20年前、兵庫県尼崎市医師会が主催して、武庫川《むこがわ》の河川敷を市民たちと脊椎ストレッチウォーキングをするというイベントがあり、医師として出務しました。約30分間の自由ウォーキングの前後の血圧を測定してみると、全員が歩行前より10～20くらい下がっていました。「歩行だけで血圧がこんなに下がるのか」と驚きました。ウォーキングで副交感神経が優位になり、リラックス状態になったために血圧が低下したと思われます。

人間は年齢とともに少しずつ前屈《まえかが》みになってきます。60代で少し前屈みになり、70代でさらに前に曲がり、80代ではさらに曲がってきます。シルエットクイズのように、立ち姿を見ただけで、その方が何歳くらいか誰でもだいたいわかりますよね。

背筋を伸ばしながらの歩行は、姿勢年齢を若く保つことになります。

手を大きく振れば、歩幅は広くなる

歩行時に両手の振りを意識すると、歩き方はずいぶん変わります。

私はよく街中や駅で、何歳くらいの人がどのくらい手を振って歩いているかを観察します。若い人ほど、手を前後に大きく振って歩いています。しかし加齢とともに振り方が小さくなります。

その差は歩幅に現れてきます。大きく手を振っている人は、一回一回の骨盤のひねりが大きくなるので、歩幅が広くなります。一方、手の振り方が小さい人は、骨盤のひねりが小さくなり、歩幅は狭くなります。手を振るたびにその反動で腰が少し回転し、歩幅が広くなります。「歩幅を広くして歩いてください」と言われますが、歩幅を意識しなくても、手を大きく振ることで、自然に歩幅は広がります。

胸を張って、手を大きく振るだけで、背筋が伸び、骨盤のひねりが大きくなり、歩幅が広がります。

荷物を持つと手を振れないので、歩行効率が下がります。できるだけリュックサックなどに入れましょう。せめてショルダーバッグです。駅や建物のコインロッカーなどを利用して、荷物を預けてから歩きましょう。少しお金がかかっても、荷物も持たず、リュックサックも背負わず、何も持たない状態になると格段に歩きやすくなります。

座っている時間を減らすだけでもいい

昔から、**座っている時間が長い人は短命**と言われています。

京都府立医科大学大学院が約6万人を対象に行なった調査によると、「座っている時間が長ければ長いほど、死亡リスクが高い」という結果でした。[※2]

持病がなくても、日中座っている時間が2時間増えるごとに、死亡リスクは15%増え、生活習慣病があると、さらに死亡リスクが上昇することがわかっています（糖尿病27%増、高血圧20%増、脂質異常症18%増）。

座っている時間が長いことは、歩く時間が短いことと表裏の関係です。座っている時間を短くすれば、歩く時間は増えていきます。

最近は、オフィスのあり方が変わってきました。自分のデスクが決まっていないフリーアドレスの会社もあります。仕事をするときにノートパソコンを持って、空いている席に移動するので、その分だけ歩くことになります。

会議を立ちながら行なう会社もあります。会議スペースまで歩いて移動し、会議中も立って足を動かしています。こうした小さなことの積み重ねも大切です。

従来型の固定デスクのオフィスで働いている人も、ずっと座っているのではなく、意図的にオフィス内を歩いてみませんか。１回あたり1分、２分であっても、積み重なれば1日に20分くらいは歩くことができます。

オフィス内でも歩くことを前提にして、ビジネスウォーキングシューズを履くといいでしょう。歩きやすいビジネスシューズがたくさん売られています。

歩くことは全身運動。
背筋を伸ばし
両手を大きく振って歩きましょう。

第8章

歩くことを楽しむ

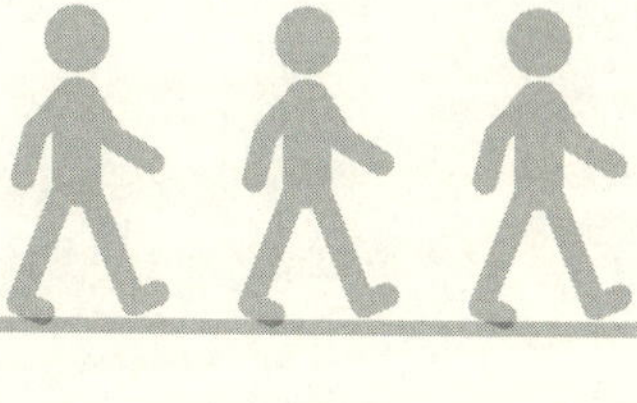

歩くことを苦行だと思っている人に

歩かない人の中には、「いや、もう年だから、そんな苦しいことはできない」と言う人がたくさんいます。ただ、その人たちが思っているよりも、実際にやってみると意外に楽しいものです。歩行は本能です。

北海道を旅行したとき、道路を歩き回る野生動物をたくさん見ました。鹿が出てきたり、野犬が歩き回ったりしていました。彼らは移動することが本能です。

動物はずっと同じ場所にとどまるほうが苦痛で、移動するほうが楽しいのでしょう。

地上の動物だけでなく、海では魚が泳ぎ回り、空には鳥が楽しそうに飛んでいます。移動することは、生物にとっては本能で、おそらく快楽です。**人間も、同じ場所にずっと居続けることは苦痛で、時に刑罰となります。**

歩くうちに脳の中にエンドルフィンという神経伝達物質が出てきます。これは脳内麻薬と言われる快楽物質です。マラソン中にエンドルフィンが分泌されると、脳が「ランナーズハイ」になります。これは有名な言葉ですね。

また、歩行時に脳内でセロトニンという神経伝達物質が分泌されることもわかっています。セロトニンは「幸せホルモン」と呼ばれ、脳に幸福感をもたらします。また、セロトニンはドーパミンやノルアドレナリンの分泌を抑制します。

ドーパミンは、予想外の報酬が得られたときに分泌される物質です。ドーパミンが過剰に出てくると、さらなる報酬への欲望が強くなります。それを抑える役割をしているのがセロトニンです。

一方、ノルアドレナリンは強いストレス状態のときに分泌されます。戦闘時に多く分泌されるもので、ノルアドレナリンが過剰に分泌されると暴走してしまうので、それを解除するのもセロトニンの役割です。

つまり、セロトニンは過剰な欲望を抑え、過剰な戦闘態勢を解除するので、幸せを感じやすくなるのです。

歩行は苦行のように思われがちですが、実際には、脳内に快楽物質のエンドルフィ

ンや、幸せホルモンのセロトニンが出るので、気分がよくなる行為です。歩き始めは少しつらいかもしれませんが、途中から次第に気分がよくなってくるはずです。

歌いながらリズムに乗って歩くと楽しく歩ける

トレーニングジムに行けば、必ずウォーキングマシンが置いてあります。ウォーキングマシンに乗って歩き始めると、初めは「しんどいな」と思っても、30分も歩いているうちに「もうちょっと歩いていたいな」という気持ちになります。ランナーズハイと同じように、ウォーカーズハイの状態になるのです。

周囲の状況が許すならば、歌いながら歩くことをお勧めします。歩行は、トン、トン、トンというリズムを刻んでいます。音楽もリズムです。好きな歌を歌いながら歩けば、歩行のリズムと音楽のリズムの両方を楽しめます。

小鳥はさえずり、動物は鳴き声を上げますが、声を上げることは動物にとって本能です。人間にとって歌うことも本能です。**歌いながら歩くことは、人間にとって最高**

の贅沢《ぜいたく》と言えるかもしれません。もちろん、歌いながらといっても、小さく口ずさんだり、鼻歌を歌ったりという程度で充分です。

千日回峰行を行なうと、幸福感に包まれる

天台宗の修行の中に千日回峰行《せんにちかいほうぎょう》というものがあります。7年をかけて延べ1000日間、毎日30キロメートル以上を歩き回る厳しい修行です。比叡山《ひえいざん》の山中や山から下りて京都の街中を歩き回ります。かなりの勾配《こうばい》がある山道をやや早足で歩きます。

千日回峰行を2回達成された酒井雄哉《さかいゆうさい》さんの本を読むと、歩いているうちに頭の中が一種の幻覚状態になるそうです。歩行でエンドルフィンなどの脳内麻薬が産生されると考えられています。

ただ一般の人にこのような歩行はお勧めしません。疲労や怪我や骨折が心配です。

1日20～30分も歩けば充分です。20～30分歩くだけでも、脳の中にエンドルフィンやセロトニンが出てもう少し歩きたくなります。気がついたら1時間歩いていた、な

んてことになれば最高です。

なお、千日回峰行で幸福感に包まれる理由はもう一つあります。食事の回数が少なくなることで、脳細胞のエネルギー源がブドウ糖からケトン体（体内で脂肪が分解されて生成される物質）になるからです。あまり眠らなくても修行を続けられる理由もそこにありそうです。これに関してはのちに詳述します。

歩くとなぜアイデアが浮かぶのか？

歩いていると、ふといいアイデアが浮かんできたという経験は、誰にでもあるでしょう。

私も、歩いているときにいろいろな考えが浮かんできて、帰宅後、それらをパソコンに入力しています。

デュアルタスク、マルチタスクと呼ばれますが、歩くときは複数のタスクが脳の中で同時に行なわれています。何もしていないように見えても、脳の中でさまざまな回路が活性化されているのです。

作曲家や作詞家が歩いているときにヒット曲が思い浮かんだ、という話はよく聞きます。どんなに優秀なヒットメーカーでも百発百中というわけにはいかず、曲作りに行き詰まります。一晩中考えてもメロディが思い浮かばないときに、外に出て10分歩くうちにふといいメロディが浮かび始めるそうです。

昔から多くのクリエイティブな作品が歩行中に生まれてきたのは、歩行で脳が活性化し、活性化した脳の中で次々と新しい組み合わせが生まれるためでしょう。無から有が湧き出してくるようなイメージです。

スタンフォード大学が２０１４年に行なった「創造性と脳」の研究によると、48名の学生に、創造性を求める課題について、まず白い壁しかない屋内でじっと座った状態で回答してもらい、次に屋内でウォーキングしながら（ルームランナーを使用）回答してもらった結果、前者より後者のほうが、81％の学生でスコアが上昇し、平均60％上がっていたそうです。[※3]

酒井雄哉さんと同じように、千日回峰行を達成された光永圓道《みつながえんどう》さんの本も読んだのですが、歩いているときに映画を観ているかのように頭の中にいろいろな光景が出てきたそうです。

歩行中には、脳内にエンドルフィンやセロトニンが出てホルモンシャワーのような状態になるのでしょうか。脳の中が一種のトランス状態のようになるのでしょうか。次から次へと浮かんできたものが偶然結びつけば、新たな組み合わせができます。頭の中でさまざまなものが泉のようにあふれてきて、今まで結びつかなかったものが結びつき、脳内に新たな回路が生まれて、芸術的、クリエイティブなものが出てくるのでしょうか。

よく**「迷ったら歩け」**と言われます。30分考え続けて答えが出てこなければ、歩いたほうが答えが浮かんでくる可能性が高くなります。

実際、世の中には、判断に迷ったときに、オフィスの外に出て歩いている経営者はたくさんいます。Aという道か、Bという道かという決断を迫られたときに、歩きながら考えるわけです。

京都には「哲学の道」がありますが、日本中、いや世界中に「哲学の道」と同じようなアイデアが湧き出る場所があります。伊勢神宮や富士山の麓《ふもと》など、パワースポットと言われる場所を歩いてみてください。歩きながら悟りをひらいたという人もいます。短い一生、歩かない人生は、あまりにも、もったいないです。

歩くと、
脳内に快楽物質のエンドルフィンや
幸せホルモンのセロトニンが分泌され、
幸福感に包まれます。
いいアイデアも浮かんできます。

「ながら歩き」のすすめ

認知症を予防したり、歩く楽しさを増すために、歩きながら他のことも同時に行なう「ながら歩き」がお勧めです。何かをしながら歩く「〇〇ウォーキング」をいくつか紹介してみます。

1　川柳ウォーキング

一つ目は、歩きながら俳句や川柳を考える**「俳句ウォーキング」**や**「川柳ウォーキング」**がお勧めです。

俳句も川柳も「五・七・五」ですが、俳句は季語を入れたりしなければならず、ハードルが高いと思うなら、川柳のほうが始めやすいかもしれません。最初の5文字が浮かぶと、中の句、下の句は、わりと出てきやすいようです。上の句が思い浮かばないときには、歩きながら目に入ったものを題材に使うのもいいようです。

目に入ったものが「信号機（しんごうき）」なら5文字、「横断歩道（おうだんほどう）」なら7文字、「コンビニ」なら4文字です。おもしろい句ができても、それをずっと覚えていないと、家に帰ったときには忘れてしまいます。記憶できたら脳トレにもなります。

認知症やＭＣＩ（認知症予備群）の人は、短期記憶が衰えるので、「さっき作った句は何だっけ？」となりがちです。1句だけなら覚えていられるかもしれませんが、2句、3句と覚えるのは大変です。時々、立ち止まってメモしながら歩くのもいいでしょう。

川柳を考えながら歩いていると、いつの間にか、長い距離を歩いていたということになるかもしれません。

2　計算ウォーキング

計算をしながら歩くのが、「**計算ウォーキング**」です。

認知能力が低下してくると、単純計算にも時間がかかるようになってきます。計算力を保つことも、認知機能の低下を防ぐことにつながります。

１００から７ずつ引いていくというような単純計算をすることもいいですが、遊びの要素を加えてみるのもいいでしょう。

通り過ぎていく自動車のナンバープレートの４桁の数字を見て、記憶し、その４つの数字を使って計算をするというものです。ナンバープレートが「１２３４」なら、1、２、３、４の数字を使います。

４つの数字をすべて足してもいいですし、４つの数字を前から順番に引いていくというのでもいいでしょう。「１＋２＋３＋４」や「１－２－３－４」を計算するのです。２桁ずつに分けて、足し算したり、引き算したりする方法もあります。「12＋34」「12－34」などです。

少し複雑なものとしては、４つの数字を使って、別の数字を作るというものがあります。足し算、引き算、掛け算、割り算など何でもありです。

１を作ると決めたのであれば、４つの数字を足したり、引いたり、掛けたりしながら、何とかして１を作ります。

12÷3÷4＝1

1×2－（4－3）＝1

1×3＋2－4＝1

などいろいろな答えがあります。

4つの数字を使って、「今日は2を作る」「今日は3を作る」などと決めておけば、いくらでも楽しめます。

走っている車のナンバープレートを読み取ることも認知機能を使いますし、それを記憶し続けることも認知機能を使います。数字遊びをしながら歩いてみましょう。

3　カラオケウォーキング

「**カラオケウォーキング**」というのは、実際のカラオケを使うわけではなく、カラオケで歌っているように、歌いながら歩くというものです。

昔、ハイキングで大きな声で歌いながら歩いた経験を持っている人もいるのではないでしょうか。とても気持ちがいいものです。今の街中では大きな声を出しながら歩くのはけっこう大変ですから、鼻歌程度で充分です。好きな歌を口ずさみながら歩けば音楽のリズムと歩行のリズムの両方を楽しめます。可能なら歌詞を暗記しておきましょう。

多くの介護施設では音楽療法が認知症ケアに用いられています。ＭＣＩの人に週に一度の音楽療法を続けたところ、１年後の認知機能のテストで平均点が改善したという研究結果もあります。また、会話が増え、意欲が向上し、大脳機能が活性化したという報告もあります。**音楽そのものが認知症の改善効果を持っているのです。**

4　肘引きウォーキング

167ページで、手を大きく振って歩くと、自然に歩幅が大きくなることを述べました。「大きく振る」と言うと、みなさん腕を前に大きく出しますが、後ろに引いていない人が大半です。**「肘を少しだけ曲げて後ろに引く」**と言ったほうが理解しやすいかもしれません。

「肩の周囲が痛む」と言う人も多くいます。肘を引く動作がけっこう難しい人もいるのですが、肘を意識すると腕の振りが大きくなります。「肩甲骨《けんこうこつ》から老化する」と言われますが、次のような肩甲骨の周囲を伸ばす体操を毎日してください。

①両手をそれぞれの肩の上に置いて、曲げた肘を大きく回すようにして肩を回す
②首をすくめるように両肩を上に上げてから、肩甲骨を寄せながら、肩を下に下げる
③両腕を上に伸ばした後、上げた腕を、肘を曲げながらゆっくり背中のほうに下ろしていく

歩くときは、右肘を軽く引くと自然に左胸が前に出ます。左肘を引くと右胸が前に出ます。これを意図的に繰り返すことで自然に背筋が伸びて胸を張る格好になります。そして自ずと歩幅も広くなります。

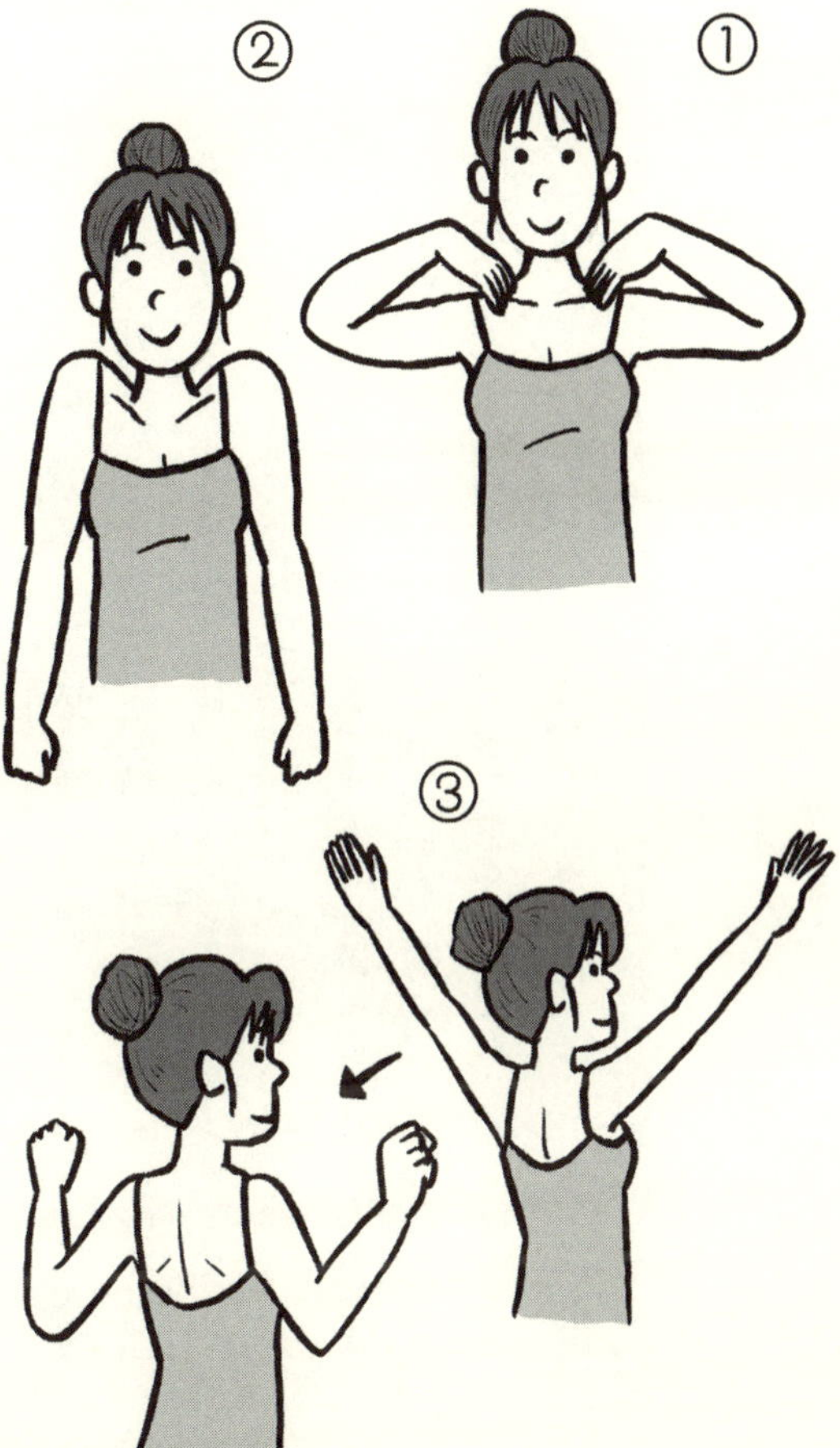
①
②
③

5　見ながら歩き

屋外を歩くときにもし余裕があれば五感をフルに働かせてください。視覚、聴覚、嗅覚《きゅうかく》などを使って、外部からのさまざまな刺激を記憶することは認知機能のトレーニングにもなります。不思議な名前のお店、珍しい看板、犬の表情、そして他人の歩き方など、好奇心を持って見て楽しんでください。

成人の視野は左右に約２００度と広いのですが、加齢に伴い狭くなります。しかし意図的に視野を広げて「見て」「記憶する」だけでも脳を使います。

俳句や計算だけでなく、周囲をよく見ながら歩くだけでも認知機能のトレーニングになります。「見ながら歩き」は、一番手軽な「ながら歩き」です。後でそれを思い出すのもいいでしょう。寝る前にその日や前日に見た視覚情報を振り返ってください。

「俳句・川柳」「計算」「カラオケ」
「肘引き」「見ながら」の
「ながらウォーキング」で、
歩くことを楽しみましょう。

第9章

食事がダメだと歩いたことが無駄になる

タンパク質を摂ることが大切

歩行と食事は健康維持のための両輪です。せっかくこまめに歩いても、炭水化物を食べ過ぎたら台無しです。

炭水化物の割合を6割から4割に減らして、タンパク質をしっかり摂ることが重要です。肉や魚や卵などのタンパク質を食べても、それがすぐに筋肉になるわけではありません。アミノ酸として体に吸収され、さまざまな代謝経路を経てタンパク質になります。**タンパク質をあまり摂らずに歩行運動をしても筋肉は増えますが、タンパク質を摂って歩行運動をしたほうが効率的に筋肉を増やせます。**

8年前、タイのバンコクから北に飛行機で1時間ほど飛び、コンケンという田舎町に行き医療調査をしたことがあります。何軒かの家庭を訪問して食事を見ましたが、ほとんどの家庭が米と漬け物だけとかなり偏っていました。

僧侶が医者の代わりをしているような地区もありました。タイの僧侶は、昼の12時までしか食事をしてはいけないという厳格な規則を守っていました。朝と昼前の1日2食です。メニューはやはり米と漬け物類だけで、そのお下がりを町の人たちとともに私たちも食べました。見事に炭水化物に偏っていました。魚を食べない理由を聞いたら、高くて買えないとのことでした。

コンケン大学の大学病院も視察しました。糖尿病の人が多くて驚きました。炭水化物の割合が大きいから、糖尿病になるのです。タイは、1回30バーツ（1バーツはだいたい2・5〜5円）で診療が受けられる「30バーツ医療制度」があり、片足を切断し在宅療養している患者さんはみな30バーツ医療で、安いインスリンを打っていました。当然、認知症の人もたくさんいました。ただ、認知症という医学用語はまだ使われておらず、「脳が壊れる」という言い方をされていました。

炭水化物過剰は多くの病気の原因

このコンケンほどではないにせよ、日本も炭水化物の割合が多く、炭水化物過剰が原因の病気になった人が多くいます。なぜか、そんな栄養の基本を知らない人が大半です。花粉症やアトピーなどの現代病も、炭水化物過多が原因です。

ブドウ糖が血中で増える、つまり血糖値が高い状態が続くと「**糖毒性**」が出ます。ブドウ糖が動脈の壁の内側（内皮細胞）に炎症を起こし動脈硬化に至ります。脳の血管が詰まったり破れたりなど脳卒中を起こせば、脳血管性認知症になります。糖尿病の栄養療法とは、昔はカロリー制限食でしたが、今はロカボ食です。そしてこまめな歩行です。

1日3食白米だと、認知症リスクが高まる

中高年期以降の方にとって、白米はお酒と同じ「嗜好品《しこう》」と考えたほうがいいかもしれません。

白米を多く食べると、血糖値が上がって第3章で述べた「脳の糖尿病」状態になり、認知症リスクを高めます。しかし高齢者施設や認知症グループホームでは、１日

3食、白米を出していました。そんなことをしていたら、認知機能はどんどん低下するのでやめるように提言したことが何度かありますが、理解してもらえませんでした。炭水化物の割合を緩やかに減らすことが、認知症の改善や予防につながるのです。介護施設では基本、外出させてもらえませんから消費エネルギーも少なく、1日2食で充分です。

緩やかな糖質制限食のことを「**ロカボ食**」と言います。ロカボ食のロカボとは、low-carbohydrate の略です。carbohydrate（カーボハイドレート）は、炭水化物のことで、ロカボは「炭水化物の割合を減らす」という意味です。

タンパク質と脂質と炭水化物を三大栄養素と呼びます。総エネルギーに占める炭水化物の割合を6割から4割に減らすのがロカボ食です。その分、主にタンパク質の割合を増やします。「炭水化物を総エネルギーの3割ないし2割まで厳しく制限すべき」と主張する医者もいますが、私は4割、つまりロカボ派です。肥満の方は体重が自然に落ちます。

具体的には白米、パン、パスタ、麺類を少し控えましょう。可能なら白米ではなく

玄米や五穀米にしましょう。玄米には食物繊維もたくさん含まれています。そして、牛肉、豚肉、鶏肉、魚、卵、大豆食品などのタンパク質の割合を増やす工夫をしましょう。

ロカボ食は、糖尿病予防、認知症予防だけでなく、がん予防、リウマチなどの自己免疫性疾患の予防にもつながります。

白米、パン、パスタ、麺類を少し控え、
できれば白米を玄米や五穀米にしましょう。
そして、肉、魚、大豆食品などを
増やす工夫をしましょう。

24時間食事を我慢すると、食欲がなくなる

前述した千日回峰行は、毎日30キロメートル以上を歩く極めて厳しい修行です。しかし食事はほとんどしないそうです。**そうした飢餓状態においては、エネルギー源がブドウ糖からケトン体にシフトします。**

普段、人間は食事中の炭水化物を分解してできるブドウ糖をエネルギー源にしています。でもブドウ糖が使えないとなると、体内の脂肪を分解して生じるケトン体をエネルギー源にします。たとえば1～2日間、何も食べず水だけで過ごすと、エネルギー源がシフトします。

しかし多くの人は、24時間食事を我慢することができません。ケトン体にシフトする前にお腹が猛烈に空いて我慢できず何かを食べてしまうので、ケトン体にシフトする段階に至りません。飽食の時代には、断食経験のある人はわずかしかいません。

多くの人は、朝食を食べても昼にはお腹が空き、昼食を食べます。我慢して昼食を

抜いても夕方にはお腹が空いて、夕食を食べてしまいます。

もしも夕食も我慢できたとすると、翌日の朝まで24時間断食したことになります。しかし最後の食事から18時間くらい経ったころには、強烈な空腹感に襲われます。血糖値が70～80程度になると、血糖を上げるホルモンが自動的に出て血糖を維持する恒常性が発揮されます。少し震えが出てイライラしてきます。それでも翌日の朝まで我慢して食べなければどうなるのでしょうか。

意外かもしれませんが、あまり「食べたい」と思わなくなってくるのです。昼になるとほとんど食べたいと思わなくなります。夕方になると、不思議と空腹感はほとんど消失します。

普通は、我慢できなくて食べてしまうので、それを経験した人はまれですが、24～36時間以上食事を摂らないと、空腹感は遠ざかります。

ブドウ糖は即効性があるエネルギー源です。ブドウ糖が足りなくなるとお腹が空き、食事をしてブドウ糖を補給します。私たちはブドウ糖を定期的に摂取しながら生活しています。でも24～36時間以上、ブドウ糖が入ってこない状態が続くと、体の内部にエネルギー源を求めます。内臓脂肪を分解することで生じるケトン体を、エネルギー源にしていくのです。

エネルギー源がブドウ糖からケトン体に切り替わる移行期には、イライラして「何でもいいから食いたい」「メシ、メシ、メシ」「腹減った」となりますが、それを通り越すと、不思議と飢餓感がなくなります。エネルギー源がブドウ糖からケトン体に代わると次第に多幸感が生じます。頭がすっきり冴えて仕事効率が上がります。この状態が続けばいいなあ、とさえ思うようになります。断食を経験したことがある人は、その感覚を知っています。

数日ほぼ断食すると、少しでも糖質が入っているものは甘すぎると感じます。ビールが砂糖水のように感じて飲めなくなります。断食状態が続いても水さえ飲んでいれば、健常者なら数カ月、いや年単位でも生きられます。もちろん体重は徐々に減ります。ただ、痩せている人や栄養失調の人はたっぷり食べてくださいね。

実は先述した通り、ケトン体をエネルギー源にしたほうが、脳は快適です。週末に断食する人がいますが、頭がクリアな状態になります。もともと、人類はずっと食べ物の少ない環境で過ごしてきました。飢餓状態の中でケトン体をエネルギーの主体にして生きてきた歴史のほうが長いのではないでしょうか。その後、農作物を作り、蓄えるようになりました。炭水化物を栽培する技術を身につけて、人類はブドウ糖をエネルギー源とすることを選択しました。

縄文時代には、豆やクルミのようなものを主食として食べていたようです。弥生時代に稲作が本格的に始まり、ブドウ糖もエネルギー源になりました。それでも誰もがコメを食べられるわけではなく、イモなどの根菜類を主に食べていたようです。江戸時代もイモなどとの雑食でした。

よく「日本は稲作の国」「日本人は昔からコメが主食」と言われますが、何千、何万年前にコメはなく、イモや豆や魚を食べる雑食だったと思います。日本人が炭水化物を主食にしたのは、意外に最近のことです。

認知症予防の観点からは、中高年者は時々でいいので、ケトン体をエネルギー源にすることを推奨しています。すなわちロカボ食を前提としながら、時々、プチ断食や週末断食を取り入れるのです。

便秘で処方される酸化マグネシウムのリスク

便秘で悩んでいる人がたくさんいます。日本の医者は、便秘に対して安易に酸化マグネシウムを処方します。酸化マグネシウムは日本で最も使われている下剤です。**しかし1日2〜3グラム以上の酸化マグネシウムを摂ると、高マグネシウム血症による認知症になることがあります。もし飲むなら1グラム以下にすべきです。**

そもそも、便秘は食事と歩行によって改善すべきです。まずは腸の蠕動《ぜんどう》運動をよくする食事が重要です。食物繊維が豊富な野菜を多く摂れば、腸蠕動が促進されます。また歩行によって自律神経のバランスを整えることも大切です。副交感神経は腸蠕動を促します。

便秘は認知症の下地になります。50代、60代で便秘の人は、認知症のリスクが高い状態と言えます。特に幻視を特徴とするレビー小体型認知症は、便秘が必発です。便秘にならない生活習慣が大切です。

欧米食を控えて、腸内環境を整える

私は、時々、患者さんに便の写真を撮ってきてもらっていました。便の性状で、腸の状態がだいたい想像できるからです。「こんなうんこが出ました」と便そのものを持ってくる患者さんもいましたが、持ってこられても困りますので、「写真でいいですよ」とお願いしていました。

私は、兵庫県の田舎育ちですが、小学校時代には時々草むらで野糞をしている大人を見かけました。動物の便も見ましたが、人間の便も見ました。うんこの模型のような太い立派な便でした。外国旅行に行ったときに外国人の便も見てきました。アメリカでは便を流さない人もいるのか、よく便器に便が残っていました。

アメリカ人は日本人より体は大きいのに、意外にも水に浮く形のはっきりしない細切れの便でした。脂肪を多く摂るので、水に便や脂肪が浮いていました。これは、腸内細菌叢《そう》の状態が悪い証拠です。

東京医科歯科大学（当時。現・東京科学大学）で寄生虫学の教授をされていた藤田紘一郎さんは、『できる男はウンコがデカい』（宝島社新書）という本を書いていますが、本当にその通りだろうと思います。健康で仕事をバリバリやっている人には、おそらく便秘の人は少ないはずです。1日1回は太い便を出しているのではないかと思われます。

健康で元気な人の便は、水に浮かぶような便や、細切れの便ではなく、太くて長くて水にしっかり沈みます。食物繊維の摂取量と便の体積は相関していると言われます。

30年ほど前、私は大阪大学の消化器内科で研究に従事していました。そのとき、世界的に有名な医学誌『Gastroenterology』に、世界の人種別に、便の重さ、体積などを調べた興味深い論文が掲載されていました。その中で、日本人の便の体積は世界最大という内容でした。

ところが今は食生活の欧米化が進んで、良い便を出す日本人は減っているのでしょう。日本人の腸内フローラの乱れはさまざまな現代病につながると考えられています。

慶應義塾大学発のバイオベンチャーは山形県鶴岡市に糞便バンク（腸内細菌叢《ちょうないさいきんそう》バンク）を作っています。そこには、健康で良い便を出す人の便が畜便されています。乳酸菌やビフィズス菌などの善玉菌が豊富な腸内フローラがある便がいい便です。そんな人の便を提供してもらい、培養し液体化させて、潰瘍性大腸炎などの腸の難病の人の腸内に噴霧します。便移植で腸内フローラを改善させようとする試みです。

食生活の欧米化によって、日本人の腸内環境は悪化していますが、実はそれが認知症の増加と関連しています。太くて長い便を出す人は認知症になりにくいと考えます。

認知症予防のためには野菜も重要

便秘の改善のためには食物繊維の多い野菜を摂ることが重要ですが、認知症予防のためにも野菜を摂ることは重要です。ただ、生野菜は嵩《かさ》が大きくなるので、たくさん食べることはできません。そこで野菜スープがお勧めです。

スープにする場合は、野菜の端のほうの捨てられる部分を活用することもできます。野菜の捨てられてしまう部分にもたくさんのミネラルや微量元素が含まれています。ナトリウム、カリウム、カルシウム、マグネシウム、ケイ素、亜鉛など、さまざまな電解質やミネラルです。煮込めば、それらがスープの中に溶け出します。

またボーン、つまり骨付きの肉をスープに入れるのもお勧めです。豚肉でも鶏肉でもいいのですが、肉の骨髄が出るエキスがいいでしょう。最近は魚肉ソーセージを入れたスープも人気です。食物繊維と同時にタンパク質を摂取できます。スープを作る鍋も圧力鍋ないしフッ素（テフロン）加工でない鉄鍋がお勧めです。フッ素の健康障害を懸念しているからです。

さらに日本の伝統食である味噌汁に野菜をタップリ入れてもいいです。**味噌などの発酵食品や納豆などのネバネバ食品は腸活に必須です。具だくさんの味噌汁にすれば、それはもはや副食ではなく主食になります。ダイエット食としても最適です。**

日本の伝統食である味噌汁や納豆には、
腸内環境をよくする効果があります。
骨付き肉の入った野菜スープもお勧め。

シリカ水という選択

人間の体は体重の約6割は水分です。体重60キロの人だと、36キロ分は水分です。従って飲む水の質は非常に重要です。最近、シリカ水が大人気です。シリカとは二酸化ケイ素です。あまり知られていませんが、ケイ素も人体にとって重要なミネラルです。

太陽光を浴びた天然のシリカ水は、エネルギーがチャージされていると考えられています。水道水もある程度赤外線を出していますが、太陽光をたっぷり浴びた川の水は、より多くの赤外線を出しています。エネルギーがチャージされた水はとてもおいしく感じられます。

ただし、シリカ水と謳《うた》われているだけで、偽物のシリカ水もあるそうですから気をつけてください。自宅で作ったシリカ水を飲んでいる人もいます。

松果体の働きを良好に保つために

第6章で、睡眠と関係の深い脳の松果体について説明しましたが、松果体は、シリカ（二酸化ケイ素）を多く含みます。

私は多くの患者さんの松果体をCT画像で見てきました。加齢に伴い、松果体にカルシウムが沈着してきます。高齢者の松果体は高頻度でカルシウムが沈着していました。松果体の石灰化の程度でその人の年齢が推測できます。松果体が石灰化すると、睡眠を司るホルモンであるメラトニンを分泌する働きが低下するのではと考えます。最近、若い人でも松果体が石灰化している人を見かけます。

松果体は光を感知する「第三の目」とも言われています。松果体が太陽光を感知して睡眠ホルモンの分泌につながるのではないか。つまり太陽光と睡眠の関係性に、松果体が介在していると考えます。

実際、太陽の光の浴び方が少ないと、睡眠障害やうつになりやすいです。太陽の光が少ない冬場になると起きる季節性うつ病も知られています。うつ病は、認知機能にも影響を及ぼします。緯度が高い国は日照時間が短く、それが自殺の頻度と関連していることも指摘されています。

認知機能を保つためにも、太陽光を感知し、睡眠ホルモンを分泌する松果体がきちんと機能していることがとても重要です。

松果体の石灰化は、マグネシウム不足によってカルシウムが沈着してしまうからではないかという仮説があります。そして石灰化を止めるためにケイ素の摂取を説く人もいます。

ケイ素は土の中に豊富にある元素です。野菜やイモなどの中にもたくさん含まれています。いろいろな野菜を食べることで、ケイ素を摂ることができます。

ケイ素の摂取で松果体の機能が回復するかについては、まだ明らかではありません。しかしケイ素などのミネラルが含まれた野菜を食べることは重要と考えます。

サプリよりも食品で体を整える

血液検査で簡単にわかるのですが、昨今、マグネシウムやカリウムやビタミンDや亜鉛が不足している人が少なくありません。

不足している電解質やビタミンは、食事で補うことが基本です。炭水化物を控え、肉、魚、野菜などを充分に摂るバランスの良い食事に変えれば、自然に不足したものを補うことができます。サプリに頼る人が多いですが、まずは食事からです。

食事と運動が万病の予防の基本ですが、**食事も運動も「だいたい」で結構です**。厳密に取り組む必要はない、と考えます。というのは、人間に限らず生物や植物には「あるものを工面して生存に必要な元素や栄養素に変換するシステム」があると思うのです。栄養学はまだまだ未解明な領域が大半で、生体はブラックボックスと言えるでしょう。たとえば主に砂（ケイ素が主成分）や雑穀を食べているニワトリがなぜカルシウムの殻に包まれた立派な卵を毎日産めるのでしょうか。あるいは、ずっと雑草しか食べていない牛の肉が、なぜあんなにもおいしいのでしょうか。つまり、ケイ素とカルシウムの関係、食物繊維の成分とタンパク質の関係性を説明するためには仮説が必要です。

以下はあくまで私の勝手な妄想です。生体では時に元素の転換が起きて不足した元素を融通しているのではないか。生物の体内にはそのような知られざる力があるのではないか。食事によって摂取した元素や栄養素を時には必要な元素に変える仕組みがあるのではないか。そうは言っても、やはりそのものズバリを摂取したほうが効率的ではないかとも考えます。だから「だいたい」でいいです。実は歩行運動も同様です。

人体の仕組みは、
まだわからないことだらけ。
ですから、
食事も運動も「だいたい」で結構です。

おわりに

健康寿命をできるだけ延ばす

健康でいられる期間をできるだけ長くすること、すなわち健康寿命を延ばすことが重要です。いくら長生きしても要介護状態が長く続くことになれば、本人は当たり前ですがご家族にとってもつらいものです。

日本人の要介護期間は概《おおむ》ね10年です。健康でいられる期間（健康寿命）を延ばして、要介護期間をできるだけ短くしたいものです。

今や、介護の現場で働く人が不足して施設が倒産する、「介護倒産」が増えています。また介護保険制度自体が財政的に破綻《はたん》寸前です。施設に入れないために、在宅療養せざるを得ないケースも増えています。

最重度である要介護5とは、寝たきりあるいは寝たきりに近く、食事や排泄や着替えや入浴において介助が必要な状態です。認知症などで意思疎通が困難になる場合もあります。

2000年以前、介護は家族の責任でした。しかし同年に始まった介護保険制度以降、介護は社会の責任に変わりました。でも介護保険で提供される介護サービスは青天井ではなく、限りがあります。保険の限度額を超えた介護サービスは自費になります。そもそも医療保険は保険診療と自由診療が混在する混合診療は禁止されていますが、介護保険は混合介護ウェルカムが国の大方針です。

よく「老老介護」と言われますが、80代の親を50代の子供がひとりで介護しているケースを散見します。なかには、80代の親が認知症で、50代の子供も認知症が始まっているケースもあります。さらに親子とも認知症という状態もあります。親が亡くなったときから子供は「おひとりさまの認知症」になります。本来は、元気なうちから親子ともどもこまめに歩いてほしいのですが、説得してもなかなか聞き入れてくれません。

自分で予防するセルフメディケーションが重要

日本は、1961年に国民皆保険制度を創設し維持してきました。水や空気のような制度になりましたが、この制度は世界中で日本だけです。しかしこの20年くらいは、財政難という理由で医療費削減政策が続いています。特にコロナ禍以降は医療機関の数は減少しています。

そんな中、**国民が見直すべきは、セルフメディケーションです**。病気は自分で予防しケアする時代に入っています。

大手メディアは、薬の宣伝ばかり行なっています。健康情報番組では、専門家による病気の解説の次は必ず薬の宣伝になります。「自分で生活習慣を変えて改善しましょう」という話はあまり聞きません。大手メディアのスポンサーは製薬企業なので当然です。ちなみに世界的には、テレビで医薬品の宣伝をしている国は日本だけです。薬好きな日本人は、コロッと騙されます。しかし私は、自分で予防し治すセルフメディケーションが本道だと知っています。国民病になると言われている認知症もその予備群（ＭＣＩ）も、生活習慣の改善である程度は元に戻せます。そのために必須な習慣が、こまめな歩行なのです。

スキマ時間に歩くことから始めてみる

まず、時間ができたときに10分歩くことから始めてみてください。最初は10分でも大変に思う人がいるかもしれませんが、歩くことの楽しさや喜びを知ればもっと歩きたくなり、気がついたら15分、30分と自然に増えていくでしょう。

もちろん体力には個人差があるので、10分というのはあくまでも目安です。その日の体調もありますので状況に合わせて調整してください。とにかく、こまめに歩くことを習慣にしてください。**私はなんとしても歩かない患者さんを「歩行は宗教だと思ってください。歩行教です」と口説きます。私が教祖ですが**（笑）。

患者さんに「変な宗教に騙されたと思って、とりあえず1カ月やってみてください」と言うと、皆さんびっくりされます。でも1カ月後にお会いすると、「先生、良くなりました。先生の言われる通りでした！」と深い感謝の言葉を言われたことが何度もありました。患者さんが幸せになる姿を見ることが、私にとってなによりの喜びでした。
私たちは、生老病死《しょうろうびょうし》を免《まぬが》れることはできません。いずれは老い、病気になり、死んでいきます。どんなに長生きしようが、地球の歴史から見ればほんの一瞬の限られた寿命です。しかし生きている限り、体も頭も元気でいるために、「**歩行教**」が大事と誰になんと言われても言い続けます。お金は要りません。でも現世利益はしっかりあります。

人はおいしいものを食べると幸せを感じます。家族や仲間と一緒ならば、なおさらです。そこに夕日があれば最高に幸せです。こうした幸せホルモンのシャワーを、人間は古来ずっと味わってきました。

しかし、現代医療は真反対の方向に導こうとしています。老いたり、病になれば白い壁に囲まれた部屋に隔離して味気ない食事を与えられ、必ず薬漬けにされます。私自身も昔はそんな場に身を置いていました。

しかし**30年前に町医者になってからは、薬よりも自然治癒力を高める医療に目覚めました。**また在宅医療の現場では、幸せとは何かを多くの患者さんに教えていただきました。臨床の現場から身を引いてからは、ストレスがうんと減りました。

40年間医者をやった私の率直な感想は「**医療は人間本来の幸せのためにある**」ということです。そして「**多くの病気は自分で治せます、予防できます**」と広くお伝えしたいです。そのためにやることは、一つだけ。スキマ時間にこまめに「歩くこと」です。

■左記のページで紹介した研究については、大谷義夫著『1日1万歩を続けなさい』（ダイヤモンド社）の記述を参考にしました。
P131〜2、P168、P177

［注一覧］

1 Blumenthal JA et al. Lifestyle and neurocognition in older adults with cognitive impairments: A randomized trial.Neurology, 2019 Jan 15;92(3):e212-e223. doi: 10.1212/WNL.0000000000006784. Epub 2018 Dec 19.PMID: 30568005

2 Koyama T, et al. Effect of Underlying Cardiometabolic Diseases on the Association Between Sedentary Time and All-Cause Mortality in a Large Japanese Population: A Cohort Analysis Based on the J-MICC Study, J Am Heart Assoc. 2021 Jul 6;10(13):e018293. doi: 10.1161/JAHA.120.018293. Epub 2021 Jun 14.

3 Oppezzo M et al. Give your ideas some legs: the positive effect of walking on creative thinking. J Exp Psychol Learn Mem Cogn 2014 Jul;40(4):1142-52.doi: 10.1037/a0036577. Epub 2014 Apr 21.

PHP新書
PHP INTERFACE
https://www.php.co.jp/

長尾和宏［ながお・かずひろ］

医学博士。1958年、香川県生まれ。1984年、東京医科大学卒業、大阪大学第二内科入局。大阪大学病院第二内科、市立芦屋病院内科などを経て、1995年、尼崎市に長尾クリニック開業。複数の医師による365日24時間態勢で、外来診療と在宅医療を両立させ、40年間の医者生活で2500人の最期を看取る。2023年、長尾クリニックを定年退職。
主な著書に、『病気の９割は歩くだけで治る！』（ヤマケイ文庫）、『「平穏死」10の条件』（ブックマン社）など。

編集協力：加藤貴之
イラスト：おうみかずひろ

歩く人はボケない（PHP新書 1420）
町医者30年の結論

二〇二五年二月十二日 第一版第一刷
二〇二五年四月 二 日 第一版第三刷

著者――長尾和宏
発行者――永田貴之
発行所――株式会社ＰＨＰ研究所
東京本部――〒135-8137 江東区豊洲5-6-52
ビジネス・教養出版部 ☎03-3520-9615（編集）
普及部 ☎03-3520-9630（販売）
京都本部――〒601-8411 京都市南区西九条北ノ内町11
組版
制作協力――株式会社ＰＨＰエディターズ・グループ
装幀者――芦澤泰偉＋明石すみれ
印刷所――大日本印刷株式会社
製本所――東京美術紙工協業組合

ISBN978-4-569-85867-8

ＰＨＰ新書刊行にあたって

「繁栄を通じて平和と幸福を」(PEACE and HAPPINESS through PROSPERITY)の願いのもと、ＰＨＰ研究所が創設されて今年で五十周年を迎えます。その歩みは、日本人が先の戦争を乗り越え、並々ならぬ努力を続けて、今日の繁栄を築き上げてきた軌跡に重なります。

しかし、平和で豊かな生活を手にした現在、多くの日本人は、自分が何のために生きているのか、どのように生きていきたいのかを、見失いつつあるように思われます。そして、その間にも、日本国内や世界のみならず地球規模での大きな変化が日々生起し、解決すべき問題となって私たちのもとに押し寄せてきます。

このような時代に人生の確かな価値を見出し、生きる喜びに満ちあふれた社会を実現するために、いま何が求められているのでしょうか。それは、先達が培ってきた知恵を紡ぎ直すこと、その上で自分たち一人一人がおかれた現実と進むべき未来について丹念に考えていくこと以外にはありません。

その営みは、単なる知識に終わらない深い思索へ、そしてよく生きるための哲学への旅でもあります。弊所が創設五十周年を迎えましたのを機に、ＰＨＰ新書を創刊し、この新たな旅を読者と共に歩んでいきたいと思っています。多くの読者の共感と支援を心よりお願いいたします。

一九九六年十月

ＰＨＰ研究所

PHP新書

［医療・健康］

499 空腹力 石原結實
801 老けたくなければファーストフードを食べるな 山岸昌一
912 薬は5種類まで 秋下雅弘
926 抗がん剤が効く人、効かない人 長尾和宏
947 まさか発達障害だったなんて 星野仁彦／さかもと未明
1007 腸に悪い14の習慣 松生恒夫
1013 東大病院を辞めたから言える「がん」の話 大場 大
1047 人間にとって健康とは何か 斎藤 環
1053 iPS細胞が医療をここまで変える 山中伸弥［監修］／京都大学iPS細胞研究所［著］
1056 なぜ水素で細胞から若返るのか 辻 直樹
1139 日本一の長寿県と世界一の長寿村の腸にいい食事 松生恒夫
1143 本当に怖いキラーストレス 茅野 分
1156 素敵なご臨終 廣橋 猛
1173 スタンフォード大学教授が教える 熟睡の習慣 西野精治
1200 老化って言うな！ 平松 類
1240 名医が実践する「疲れない」健康法 小林弘幸
1244 腰痛難民 池谷敏郎
1285 健康の9割は腸内環境で決まる 松生恒夫
1314 医療貧国ニッポン 奥 真也
1338 もしかして認知症？ 浦上克哉
1339 5キロ痩せたら100万円 荻原博子
1341 60歳うつ 秋田 巌
1344 65歳からは、空腹が最高の薬です 石原結實
1360 頭がいい人、悪い人の健康法 和田秀樹
1369 職場の発達障害 岩波 明
1395 百歳まで歩ける人の習慣 伊賀瀬道也
1402 新型コロナは人工物か？ 宮沢孝幸

［人生・エッセイ］

377 上品な人、下品な人 山﨑武也
742 みっともない老い方 川北義則
827 直感力 羽生善治
938 東大卒プロゲーマー ときど
1067 実践・快老生活 渡部昇一
1112 95歳まで生きるのは幸せですか？ 瀬戸内寂聴／池上 彰
1132 半分生きて、半分死んでいる 養老孟司
1134 逃げる力 百田尚樹

1147 会社人生、五十路《いそじ》の壁　江上　剛
1148 なにもできない夫が、妻を亡くしたら　野村克也
1158 プロ弁護士の「勝つ技法」　矢部正秋
1179 なぜ論語は「善」なのに、儒教は「悪」なのか　石　平
1211 保険ぎらい　荻原博子
1301 病院に行かない生き方　池田清彦
1310 老いの品格　和田秀樹
1313 孤独を生きる　齋藤　孝
1320 おっさん社会が生きづらい　小島慶子
1352 折れない心　人間関係に悩まない生き方　橋下　徹
1361 ニーチェ　自分を愛するための言葉　齋藤　孝
1365 高校生が感動した数学の物語　山本俊郎
1416 組織と仲間をこわす人、乱す人、活かす人　平岡祥孝
1417 65歳からは、お金の心配をやめなさい　荻原博子

［宗教］

123 お葬式をどうするか　ひろさちや
955 どうせ死ぬのになぜ生きるのか　名越康文
1399 人生後半、そろそろ仏教にふれよう　古舘伊知郎／佐々木　閑

［文学・芸術］

497 すべては音楽から生まれる　茂木健一郎
905 美　福原義春
916 乙女の絵画案内　和田彩花
951 棒を振る人生　佐渡　裕
1009 アートは資本主義の行方を予言する　山本豊津
1021 至高の音楽　百田尚樹
1103 倍賞千恵子の現場　倍賞千恵子
1126 大量生産品のデザイン論　佐藤　卓
1145 美貌のひと　中野京子
1165 《受胎告知》絵画でみるマリア信仰　高階秀爾
1191 名画という迷宮　木村泰司
1221 太宰を読んだ人が迷い込む場所　齋藤　孝
1253 若冲のひみつ　山口　桂
1270 美貌のひと2　中野京子
1284 天才論　立川談志の凄み　立川談慶
1288 ウルトラマンの伝言　倉山　満
1305 てんまる　山口謠司
1324 落語の凄さ　橘　蓮二
1330 忘れる読書　落合陽一
1378 愛の絵　中野京子
1390 美しい日本の言霊《ことだま》　藤原正彦